老年学の専門家が教える

転ばない足腰

100歳になっても自分でしっかり歩ける身体をつくる「21の体操」と「習慣化の秘訣」

筑波大学教授
山田実

東洋経済新報社

良く老いて、幸せな「人生後半戦」をおくろう

はじめまして。山田実と申します。私は大学で「老年学」という学問を教えています。

「老年学」と聞いてもあまりピンとこない方がほとんどでしょう。

では、「健康寿命」という言葉ならどうでしょうか。きっと聞いたことがあるはずです。

健康寿命とは、文字通り、健康的に自立して生活ができる期間のことを意味します。

私は「老年学」の中でも、健康寿命をのばす方法を探求しています。

もう少し詳しくお話ししましょう。

まず、人間は年をとるにつれてだんだんと筋力が落ちていきます。この事実に抗うことはできません。

でも、同じ80歳でも、元気にご友人と温泉に行ったり、食事を楽しんだりできる80歳の方と、足腰の筋力が弱り、めったに外出なんてできない80歳の方がいます。

この違いこそが、健康寿命の違いなのです。

一般に、寿命そのものと健康寿命の間にはギャップがあります。そして、寿命と同じように健康寿命にも、人によって大きな差があるのです。

健康寿命が短く、寿命とのギャップが大きいと、自立した生活が難しくなったり、場合によっては寝たきりになってしまったりと、人生の後半戦がつらいものになってしまいます。反対にこのギャップが小さいと、「老い」をしっかり受け入れ、いきいきと人生を謳歌することができるのです。「良く老いる」と表現することもできますね。

つまり私は、「健康寿命をのばして良く老いる方法」を学問的に研究しているのです。そして、最新の研究から、その方法がわかってきました。

キーワードは「転倒防止」です。転倒を防ぐことで、結果的に「良く老いる」ことにつながるのです。

私の専門である老年学の見地から、転倒を防止し、健康寿命をのばす体操と食事、そして習慣をご紹介します。

100歳になっても自分の足で行きたいところに行ける、そんな素晴らしい老後をおくりましょう！

第3章

何歳になっても自力で健康寿命をのばしてイキイキ長生き

第4章

「食事」と「習慣」を整えて、長い人生をいつまでも楽しむ

第1章

いつまでも自分の脚で旅行に行きたいなら、転んではいけない理由

良く老いるには「筋力キープでピンピンコロリ」

「はじめに」でお伝えしたとおり、年をとるにつれ、筋力は落ちていきます。筋力の目安となる握力の年齢推移を見てみると、やはり年齢を重ねるにつれ低下傾向にあることがわかります(1)。

このように筋力が落ちていってしまうと、その結果として健康寿命が短くなってしまうことが考えられます。

「良く老いる」ためには、できるだけ現状の筋力をキープして、筋力の低下をゆるやかにおさえることを目指すべきなのです。

「貯筋」という言葉を聞いたことがあるかもしれません。貯筋とは、貯金のように、がんばって筋肉を「貯めて」老後に備えようという考え方です。

◎ 筋力は年齢を重ねるにつれ落ちていく

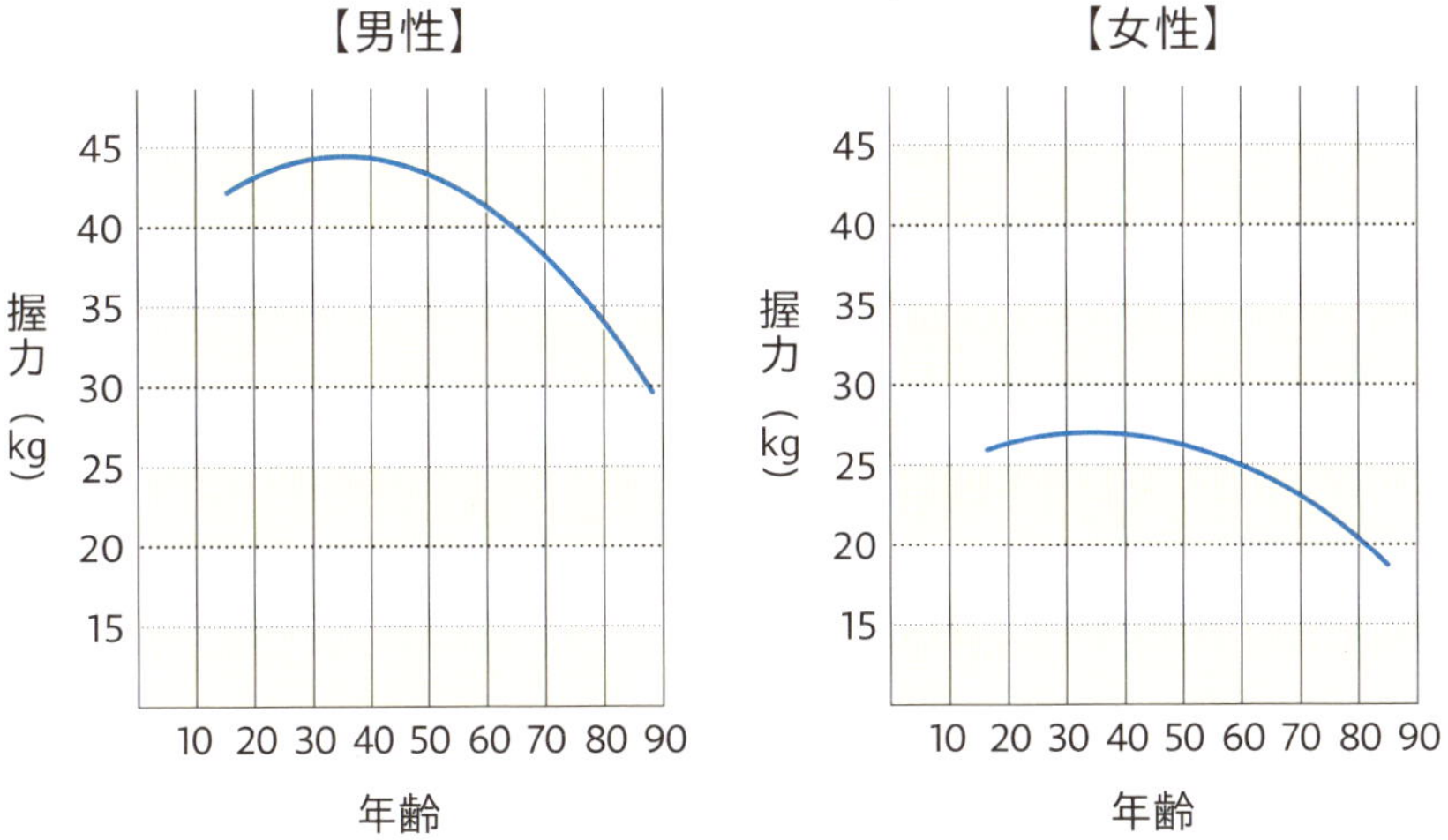

◎ 筋力をできるだけ維持するのが理想

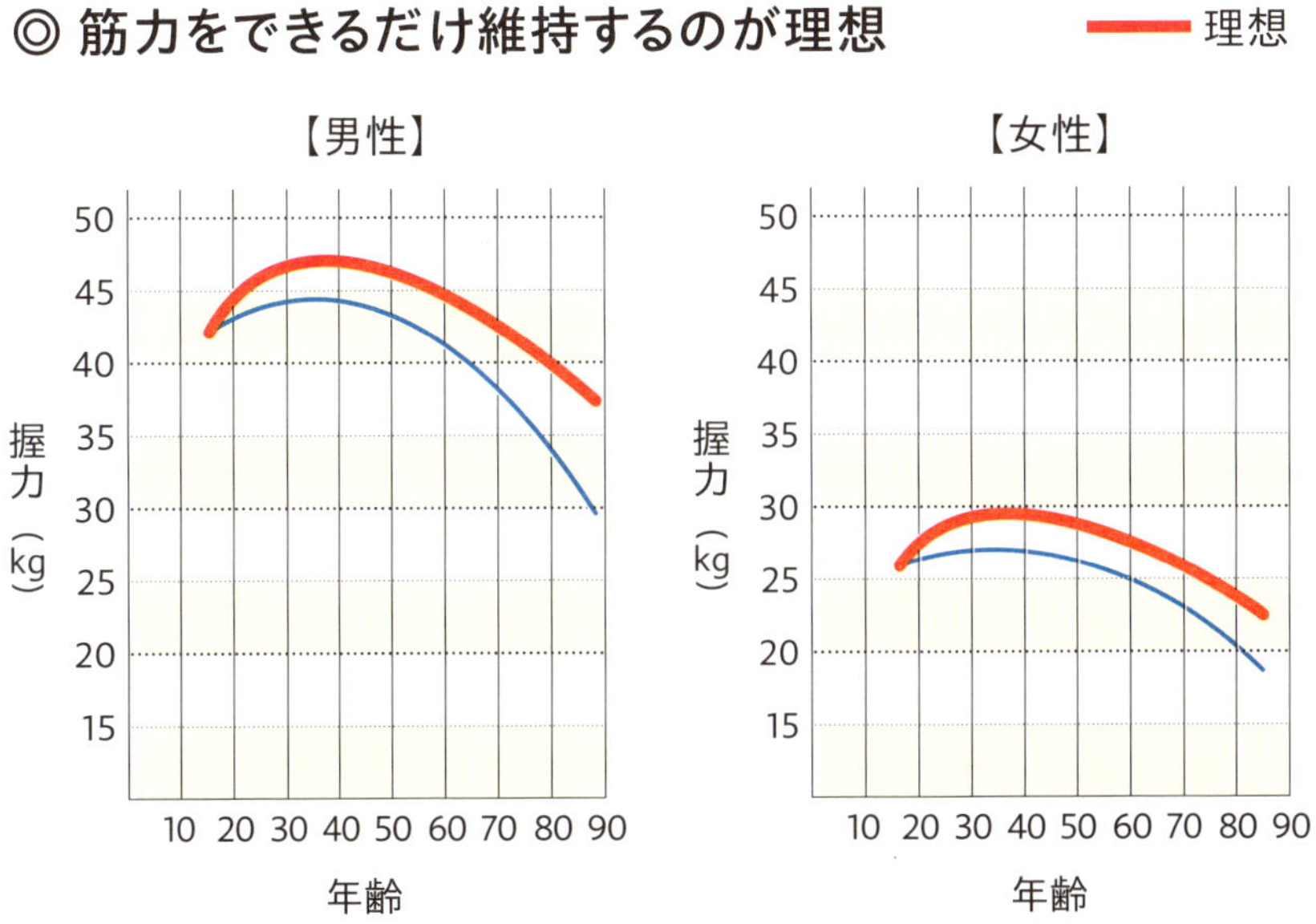

出所：「参考文献リスト」1より著者作成

この貯筋は高齢期に入るまでにしておく必要があります。**高齢になると、「貯める」というよりは、「減らしすぎない」という考えが大切になります**。年齢を重ねるにつれ筋力が低下していくことが避けられない以上、さらに筋肉を増やすのはいばらの道だと言わざるをえません。

だからこそ、「老い」を受け入れ、筋力が落ちていくこと自体は仕方がないけれども、そのスピードをできるだけおさえよう、という考え方をするべきなのです。

いちばん気をつけなくてはいけないのは転ぶこと

２０１６年に厚生労働省が行った調査によると、要介護にいたるいちばんの原因は認知症と言われています。その後は脳卒中などの脳血管疾患、高齢による衰弱（フレイル）、骨折・転倒、関節疾患、と続きます。(2)

◎ 要介護の要因

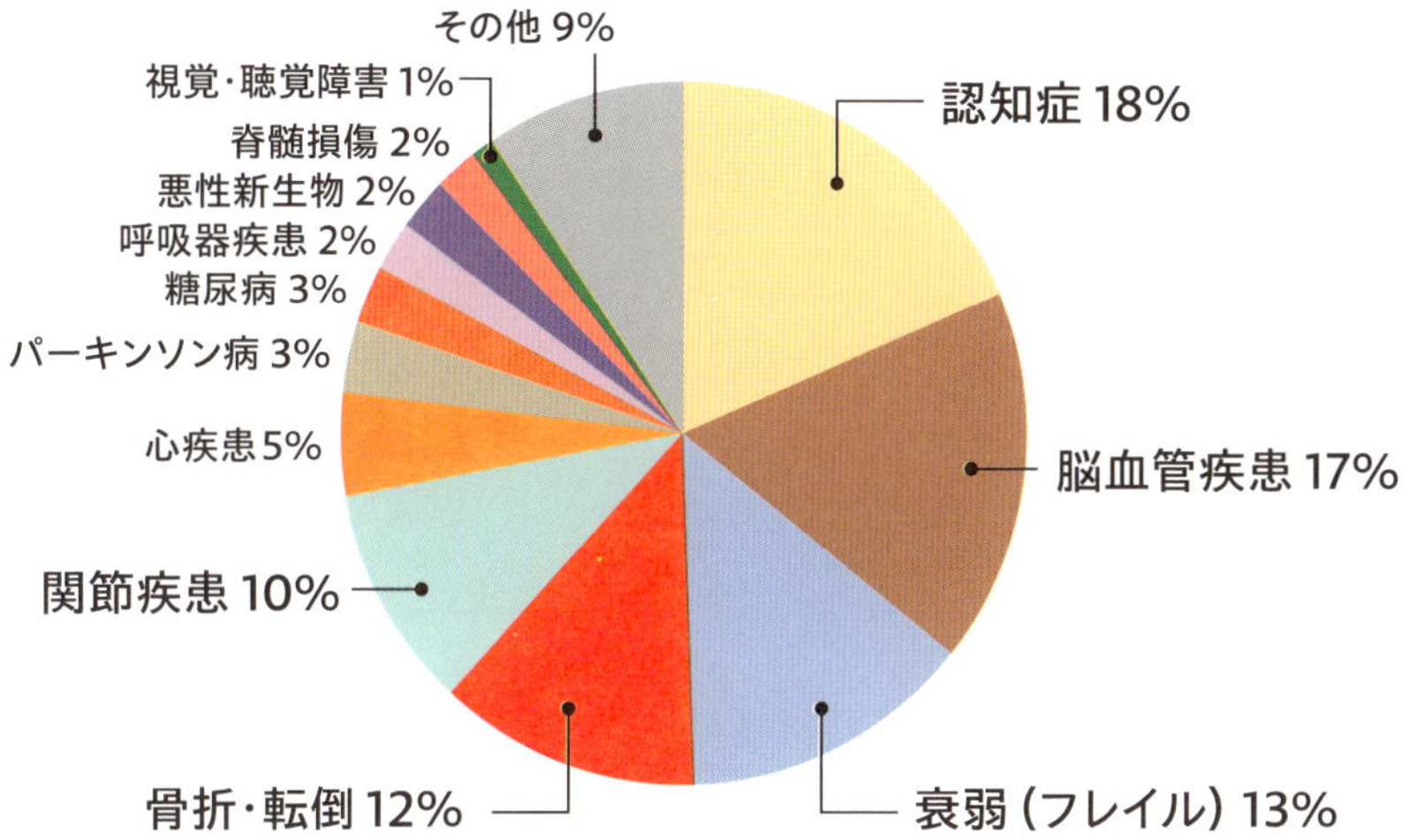

出所：「参考文献リスト」2より著者作成

転倒や骨折が要介護にいたるいちばんの原因になっていないので、それらを軽視しても問題ないように思われるかもしれませんが、そんなことはありません。

「認知症」に該当するケースには、「転倒はしたけれど、幸いにも骨折はしなかった。でもまた転ぶのが怖くて、外に出るのがおっくうになり、認知症の症状が進んで要介護になってしまった」といったものも含まれているのです。

つまり、要介護の原因である「認知症」や「フレイル」の、さらに元をたどると、最初のきっかけに「転倒」が関係しているケースは非常に多いのです。[3-5]

「要介護は転倒からはじまる」と言って

もけっして大げさではありません。

日本では1・5秒に1回、誰かが転んでいる

では、その転倒は高齢者のうちどれぐらいの人が経験しているのでしょうか。
ある調査によると、65歳以上の高齢者のうち、1年間で1回以上転倒する人は30％いるとされます。ただ、その転倒した人のうち、骨折した人は5％。全体で見ると1・5％程度です。(6,7)

「転倒する人は全体の30％か。思ったより少ないじゃないか」

そう思った方もいるでしょう。
では、この30％という数字を、具体的な人口に置き換えてみましょう。

◎ 65歳以上の高齢者が1年間に転倒・骨折する割合

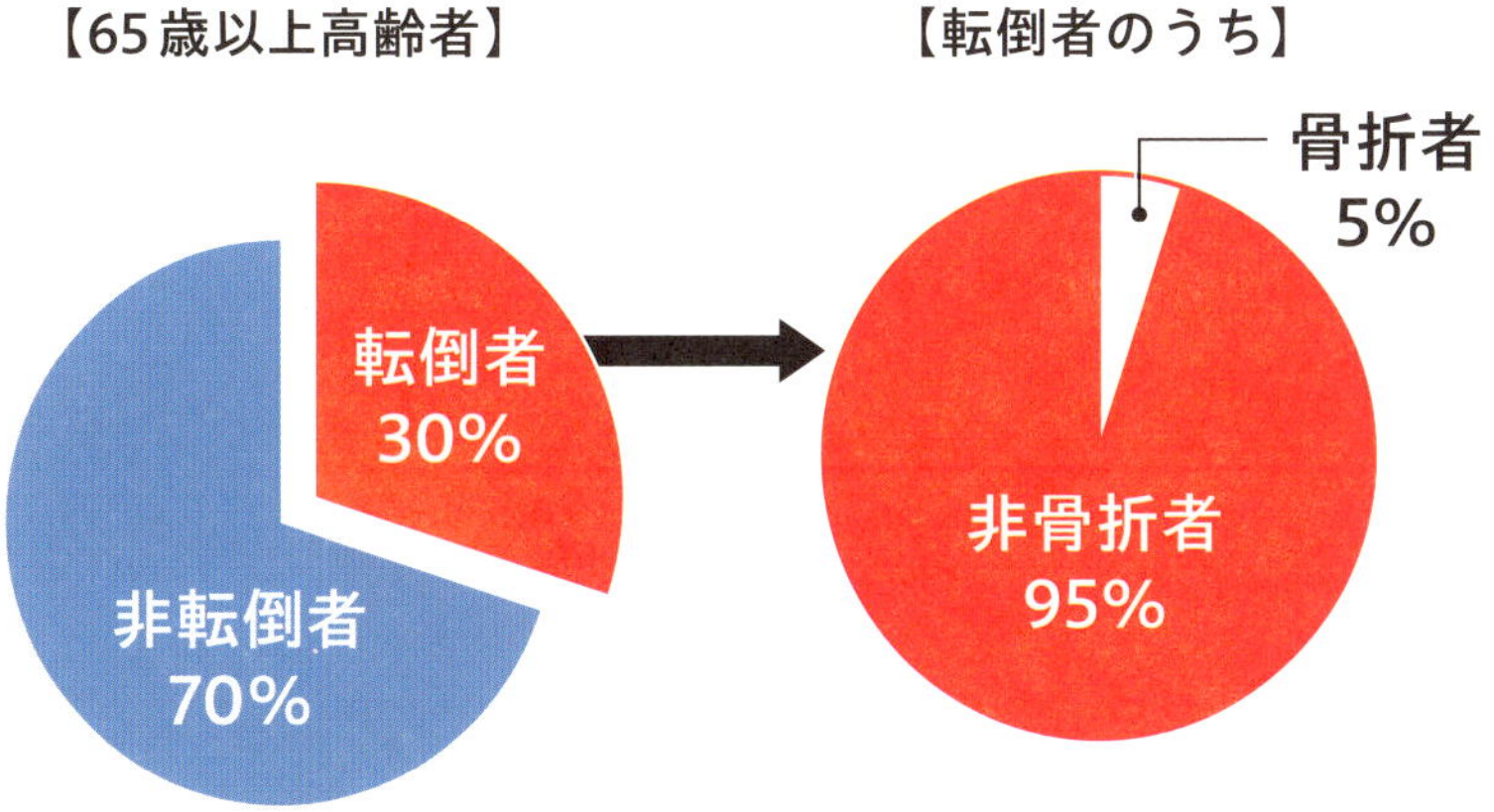

出所：「参考文献リスト」3, 4より著者作成

現在日本には65歳以上の高齢者が約3600万人います。その30%、約1080万人の高齢者が転んでいるのです。ということは、3秒にひとりは転んでいる計算になります。実際の1日の活動時間は睡眠などを除いて12時間と考えたら、**1・5秒にひとりが転倒している**のです。

しかも、100人転倒したうちの5人は骨折していることになるので、54万人の高齢者が、転倒を原因に骨折していることになります。

もちろん、転倒による骨折といってもその種類や程度はさまざまなので、骨折がそのまま要介護の原因となるわけではありません。

それでも、一度骨折すると体力が落ちて

くるのは間違いありません。(8)

だからこそ、健康に長生きしたければ、転びにくい生活を主体的につくっていかないといけないのです。

第2章

「100歳まで転ばない元気な身体」をつくる健康寿命のばし体操

健康寿命のばし体操で鍛えられる筋肉

さっそく体操をご紹介、といきたいところなのですが、その前に知っておいてほしいことが2つあります。ひとつは、転倒を防止し、健康寿命をのばすために重要な筋肉のこと、もうひとつはあなた自身の身体のことです。

まずは筋肉についてお話ししましょう。

身体のあらゆる筋肉の中で、加齢に伴って「落ちやすい筋肉」はどこでしょうか？　それは、脚の筋肉や体幹部分の筋肉をはじめとする、身体を支えるための筋肉です。これらの筋肉を、「重力に抗う筋肉」と書いて**「抗重力筋」**と呼びます。

とくに大切なのは、太ももの筋肉「大腿四頭筋」とお尻の筋肉「大殿筋」です。これらの筋肉の量は歩く能力、そして転びにくい能力に直結しています。

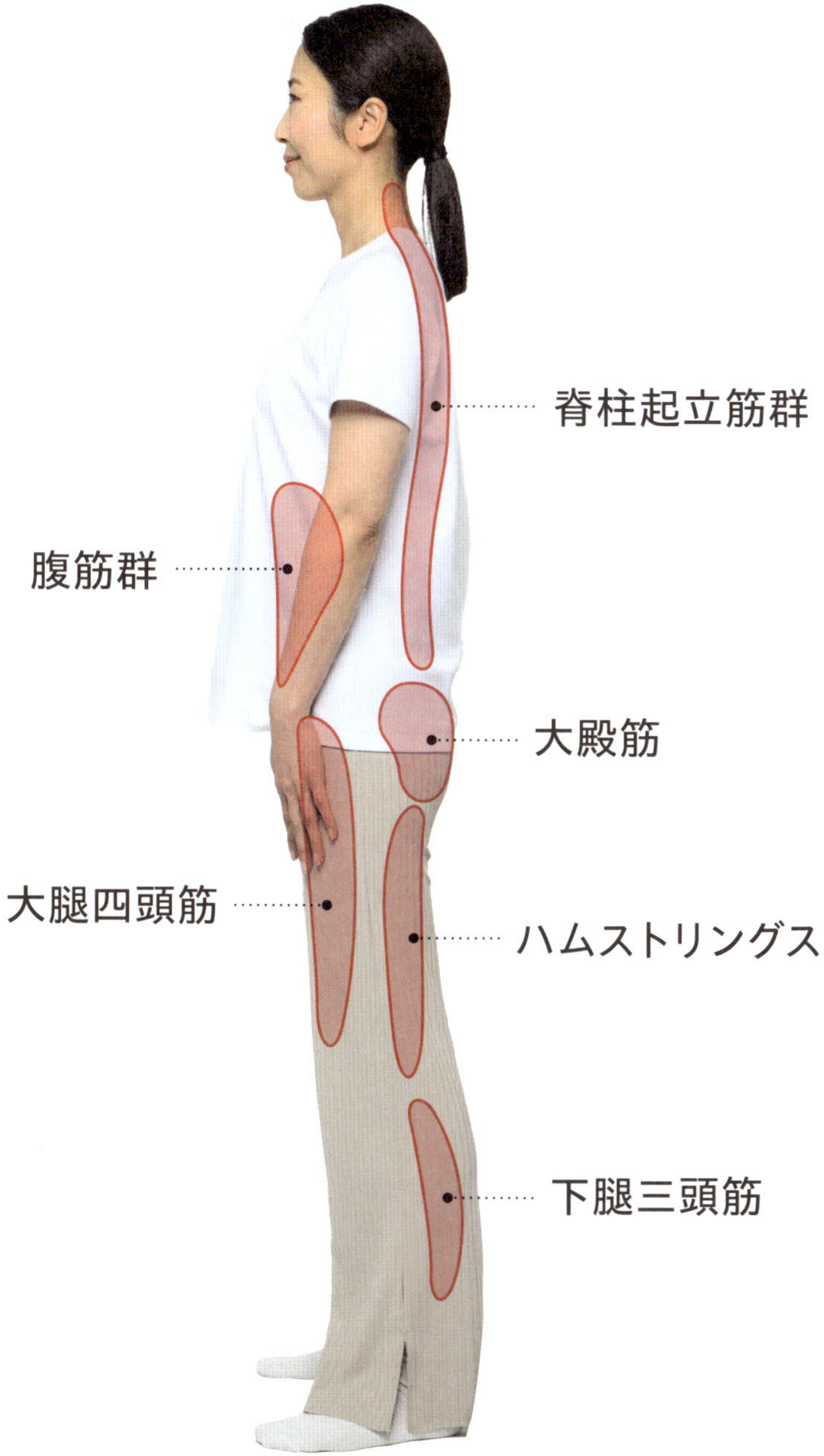
脊柱起立筋群
腹筋群
大殿筋
大腿四頭筋
ハムストリングス
下腿三頭筋

これからご紹介するさまざまな体操メニューは、これらの筋肉を維持することを目的としています。

正しく自分の身体を知ることが、良く老いるための最初の一歩

続いては、あなた自身の身体についてです。

転倒を予防し、健康寿命をのばすために重要なのは、身体機能を可能な限り維持することです。そして、そのためには**自分の身体の状態に合った、適切な運動をすることがいちばんの近道**です。

ムリをして負荷の大きい運動をすると、けがのリスクが高く、かえって健康寿命を縮めてしまうかもしれません。

つまり、**正しく自分の身体の状態を知ることが、良く老いるための最初の一歩になる**のです。

次ページは、研究成果から私が独自に作成した、転倒診断フローチャートです。ご自身の身体の状態を知るために、ぜひ確認してみてください。

転倒診断フローチャートを活用していただくと、ご自身の身体の状態を、転倒の危険性に応じた4つのカテゴリーに分類することができます。

カテゴリーは、転倒の危険性が高く、注意が必要なものから順に、「レッドゾーン」「オレンジゾーン」「イエローゾーン」「グリーンゾーン」です。

レッドゾーンに分類される方は、あまり外出しないため1日の歩数が少なく、運動の習慣もほぼないことがほとんどです。

逆に、グリーンゾーンに分類される方は、ふだんからよく外出し、いくつかのコミュニティに所属して精力的に活動されていることが多いです。

この分類は、3年以内に転倒してしまう確率と5年以内に要介護になってしまう確率に直結しています。

24ページの表をご覧ください。**レッドゾーンに含まれる方が5年以内に介護が必要に**

チャート

いいえ（青い矢印）　はい（白い矢印）

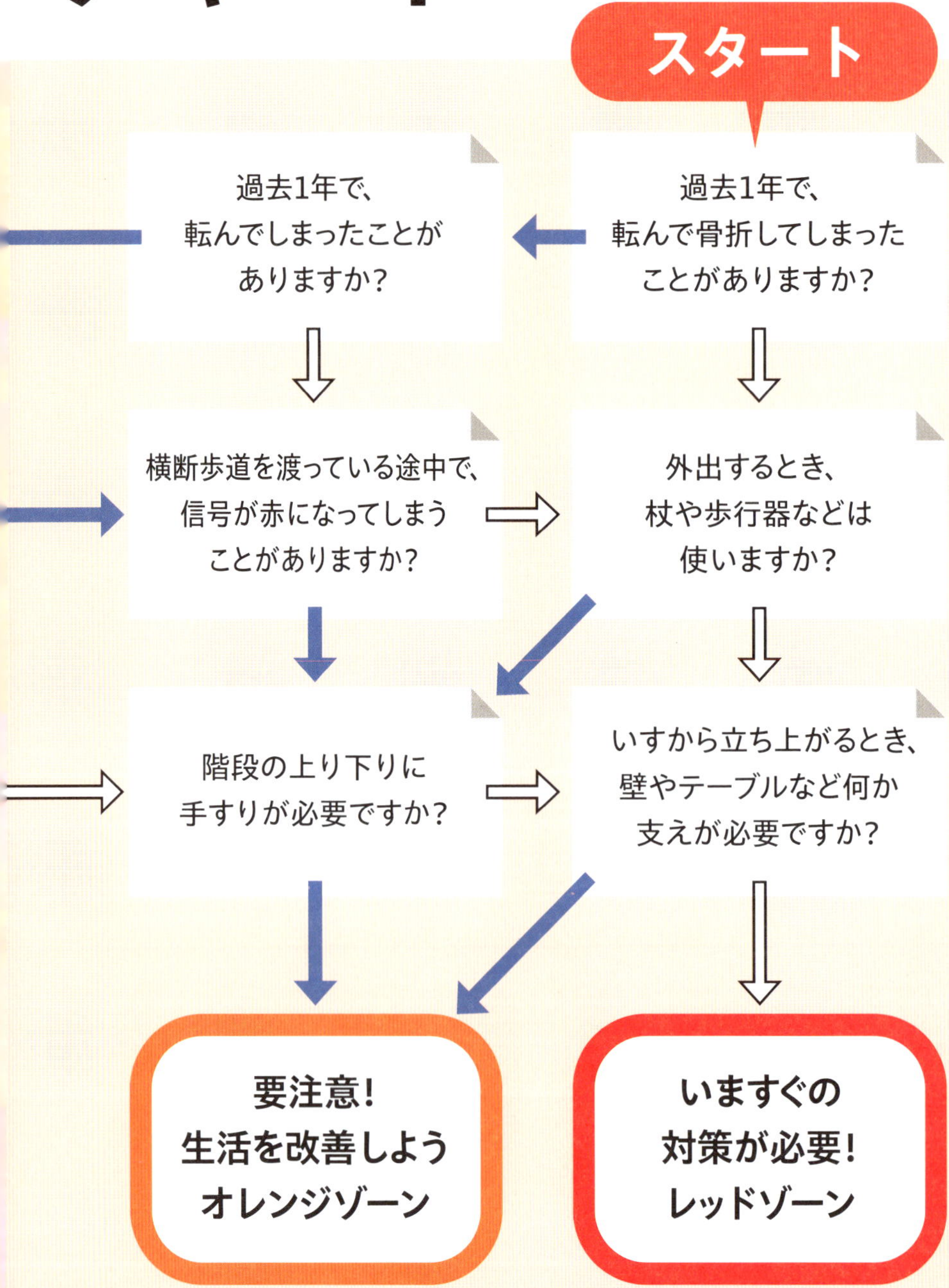

スタート
過去1年で、転んで骨折してしまったことがありますか?
過去1年で、転んでしまったことがありますか?
外出するとき、杖や歩行器などは使いますか?
横断歩道を渡っている途中で、信号が赤になってしまうことがありますか?
いすから立ち上がるとき、壁やテーブルなど何か支えが必要ですか?
階段の上り下りに手すりが必要ですか?
要注意!
生活を改善しよう
オレンジゾーン
いますぐの
対策が必要!
レッドゾーン

転倒診断フロー

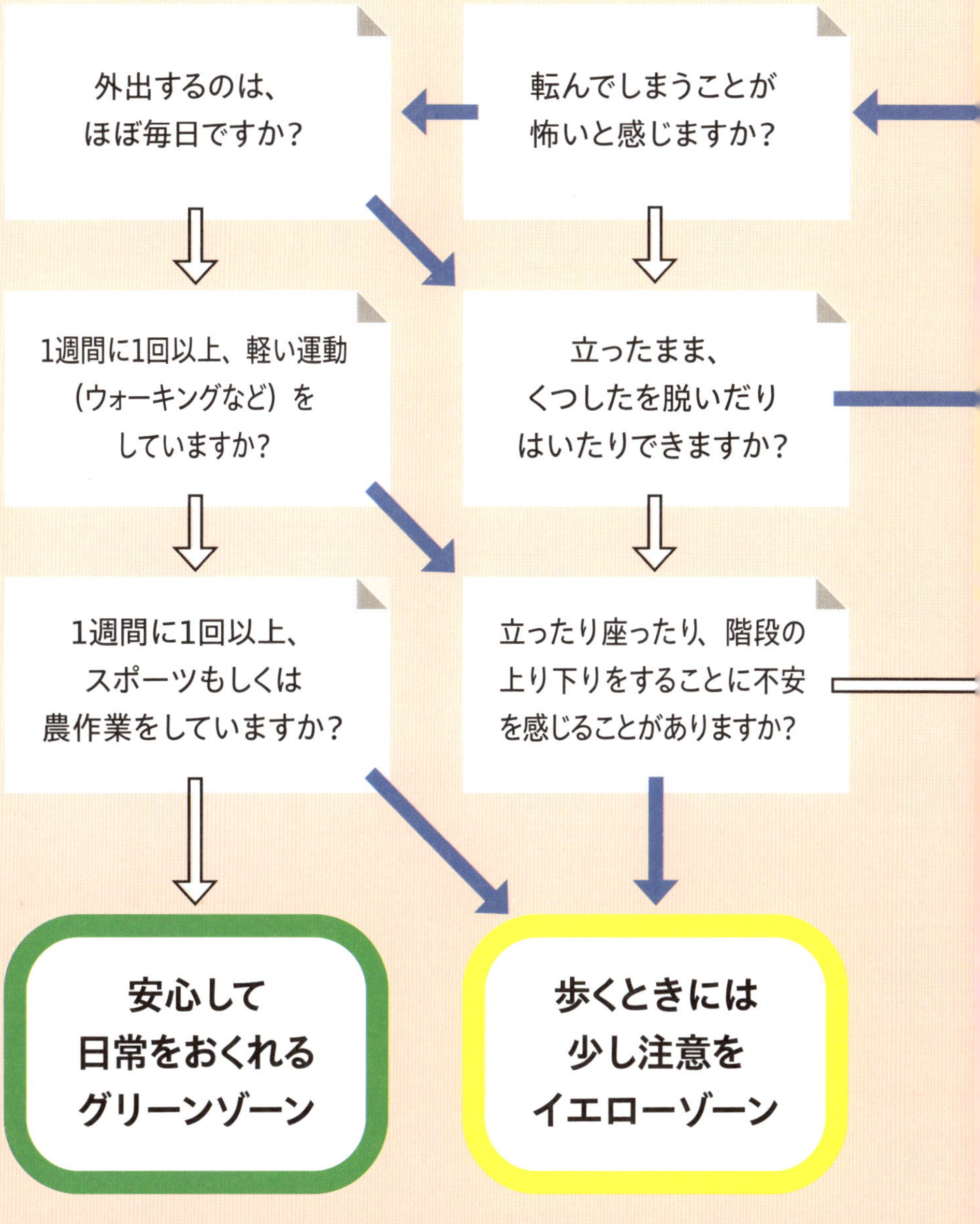
転んでしまうことが
怖いと感じますか？
外出するのは、
ほぼ毎日ですか？
1週間に1回以上、軽い運動
（ウォーキングなど）を
していますか？
1週間に1回以上、
スポーツもしくは
農作業をしていますか？
立ったまま、
くつしたを脱いだり
はいたりできますか？
立ったり座ったり、階段の
上り下りをすることに不安
を感じることがありますか？
安心して
日常をおくれる
グリーンゾーン
歩くときには
少し注意を
イエローゾーン

◎ 各カテゴリーの転倒率と要介護率

	3年以内に転倒する確率	5年以内に要介護状態になる確率
レッドゾーン	53.5%	44.9%
オレンジゾーン	29.6%	13.5%
イエローゾーン	18.7%	4.3%
グリーンゾーン	10.1%	2.0%

なってしまう確率は、なんと50%にほど近い約45%です。一方で、**グリーンゾーンの方が要介護状態になる確率は、2%と非常に低い**のです。

また、転倒率、要介護率、ともにレッドゾーンがいちばん高く、グリーンゾーンがいちばん低いことがわかります。

レッドゾーンとわかった方はオレンジゾーンを、イエローゾーンの方はグリーンゾーンを目指すことで、健康寿命をのばすことができるでしょう。

健康寿命のばし体操の構成

大変お待たせしました。ここからは、肝心の体操をご紹介します。

健康寿命のばし体操は５つの項目で構成されています。

①のばすだけ、歩くだけで健康寿命がのびる基本のストレッチ・ウォーキング

②レッドゾーン：負担をおさえて一歩ずつ身体を鍛える筋力トレーニング

③オレンジゾーン：まずはここを目指そう！　安全と効果両取りの筋力トレーニング

④イエローゾーン：身体と一緒に脳まで鍛えられるハイレベル筋力トレーニング

⑤グリーンゾーン：１００歳まで歩ける上級者向け効果バツグンの筋力トレーニング

①はすべての人に実践してもらいたい基本の体操です。

②〜⑤では、それぞれのカテゴリーに合った体操をご紹介しています。ご自身のカテゴリーに合った体操よりも負荷の高い体操にチャレンジするときには、けがのリスクが上がりますので、より一層、気をつけて行うようにしてください。

健康寿命のばし体操は、全部で21種類です。カテゴリーに含まれるすべての体操を行わなければいけないわけではありません。

「やってみようかな」と思ったものからどんどんトライしてみてください。はじめることが、なによりも大切です。

レッドゾーン向けの体操であれば気軽に行えますので、「運動なんてもう何十年もやっていない」という方でも、軽い気持ちで挑戦してみてくださいね。

◎ 健康寿命のばし体操の構成

① 基本の
ストレッチ・ウォーキング

↓

28 ～ 35 ページ

＋

② レッドゾーン → 36～ 43 ページ

③ オレンジゾーン → 44～ 51 ページ

④ イエローゾーン → 52～ 55 ページ

⑤ グリーンゾーン → 56～ 61 ページ

1

三角形体操

いちばん大きな大腿四頭筋をストレッチ

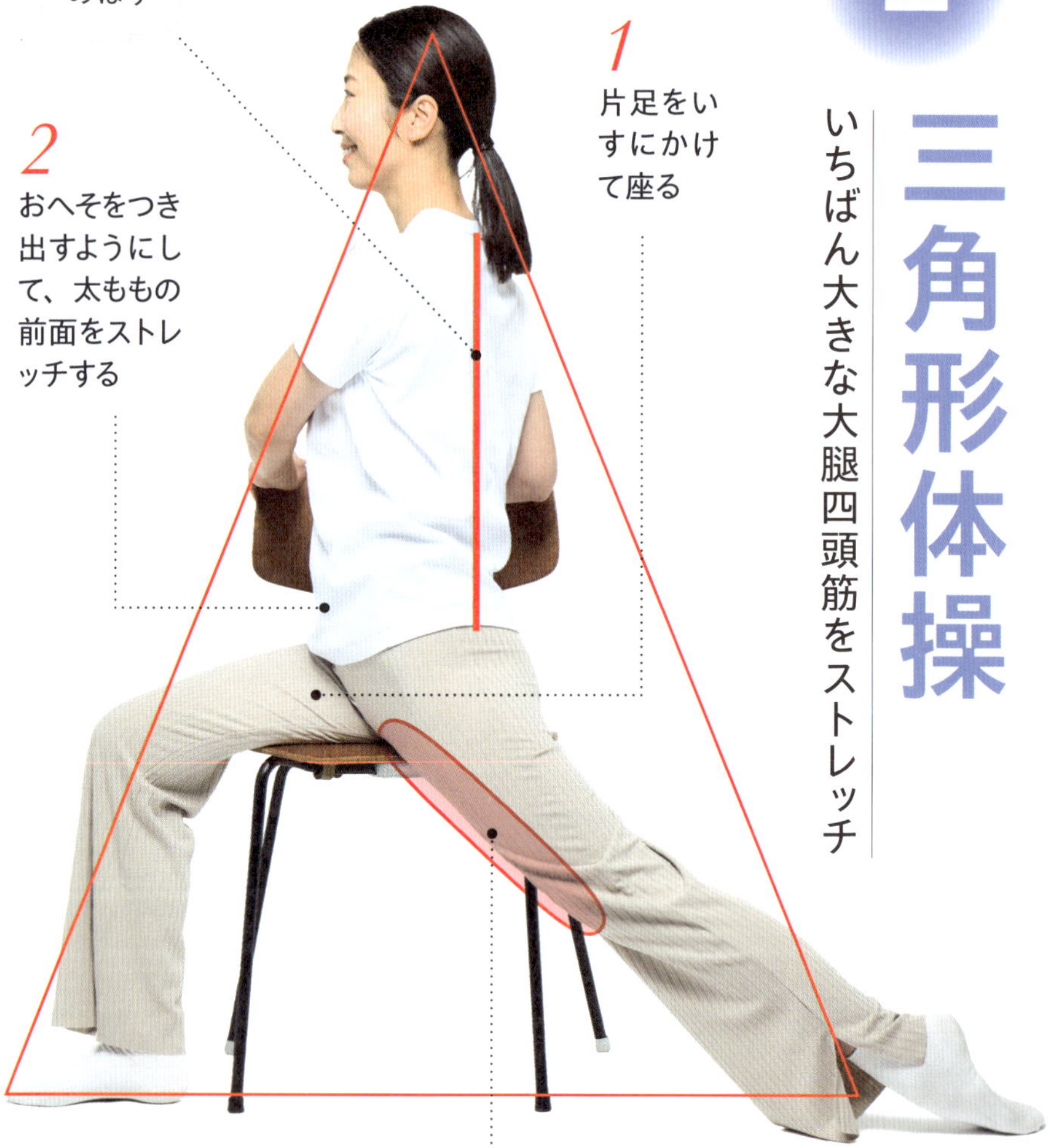
背筋は
のばす
1
片足をい
すにかけ
て座る
2
おへそをつき
出すようにし
て、太ももの
前面をストレ
ッチする
3
太ももの前面
をのばす

POINT

横から見たときに
きれいな三角形に
なるように
イメージする

目安

1セット15秒
×左右3セット

2 ラクチンひざのばし体操

のびにくい太もも裏の筋肉を無理せずのばす

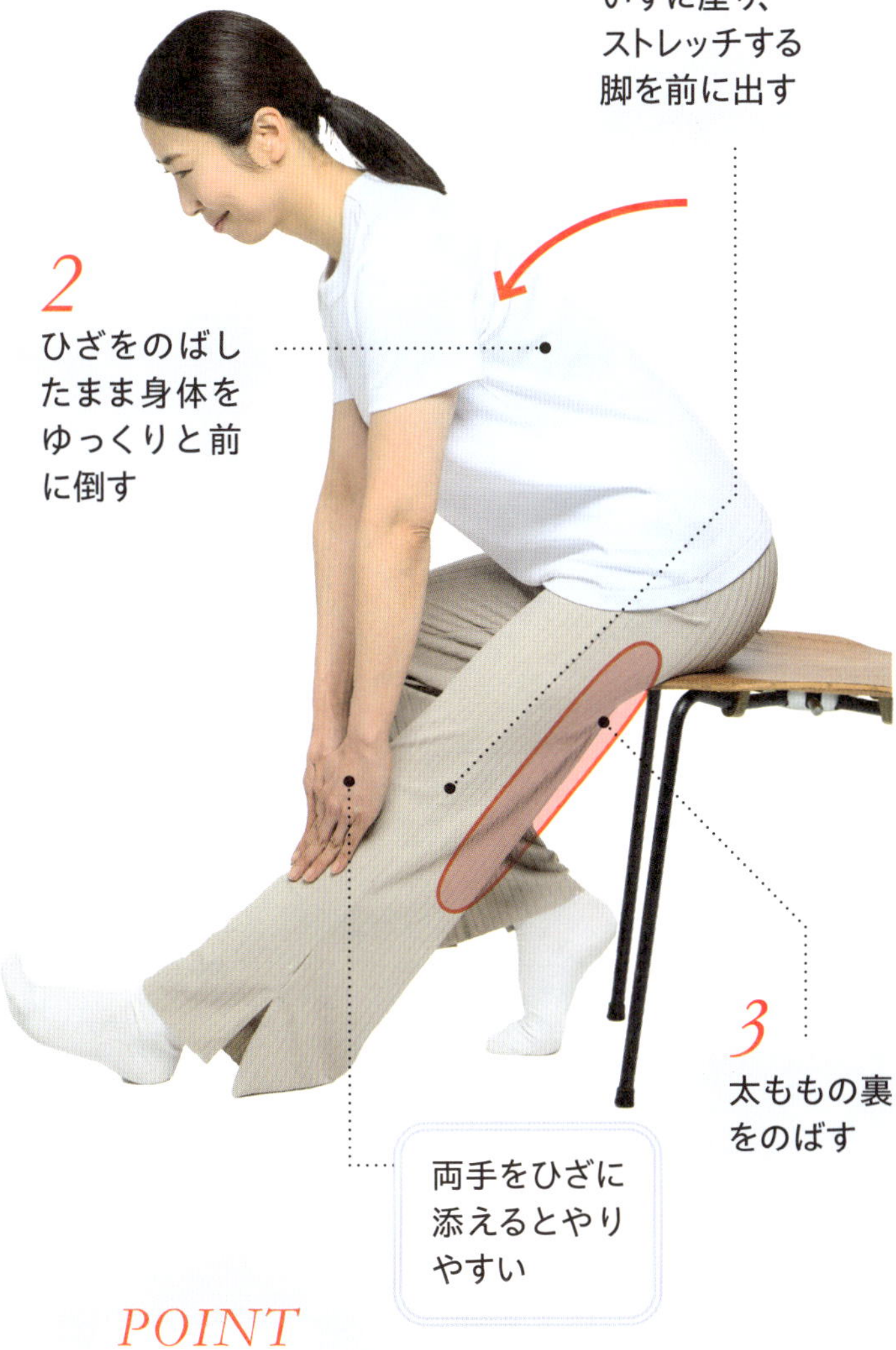
1
いすに座り、
ストレッチする
脚を前に出す
2
ひざをのばし
たまま身体を
ゆっくりと前
に倒す
3
太ももの裏
をのばす
両手をひざに
添えるとやり
やすい

POINT

肩をぐ～っと
ひざによせる

目安

1セット15秒
×左右3セット

3

四股座り体操

ぐ〜っと内ももをのばして身体をやわらかに

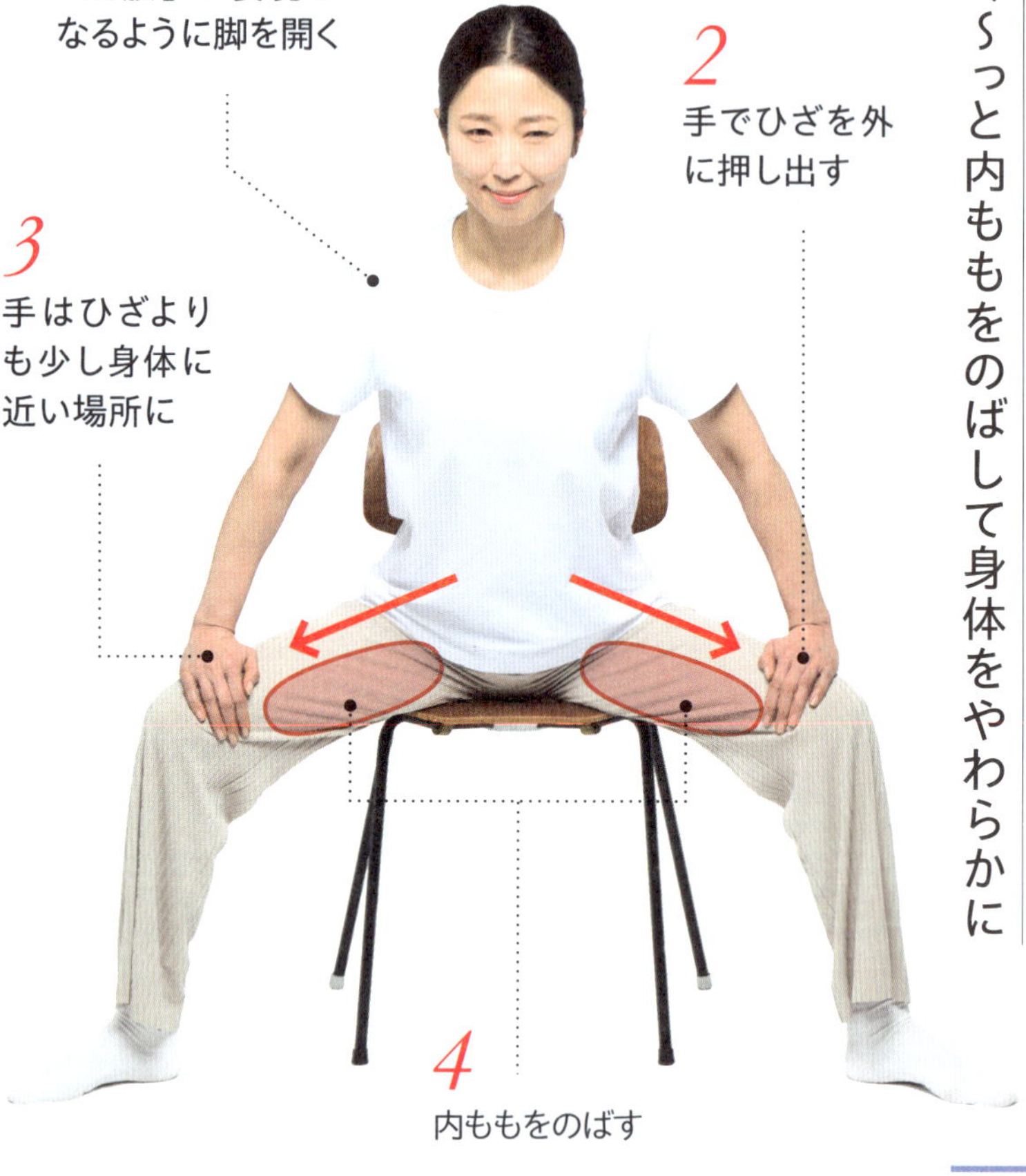

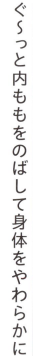

1
いすに座り、相撲の「四股」の姿勢になるように脚を開く
2
手でひざを外に押し出す
3
手はひざよりも少し身体に近い場所に
4
内ももをのばす

POINT

内ももをのばすとき、ゆっくり身体を倒すと効果を感じやすい

目安

1セット15秒
× 3セット

4 足組み引き上げ体操

「身体の土台」お尻の筋肉をのばして柔軟性アップ

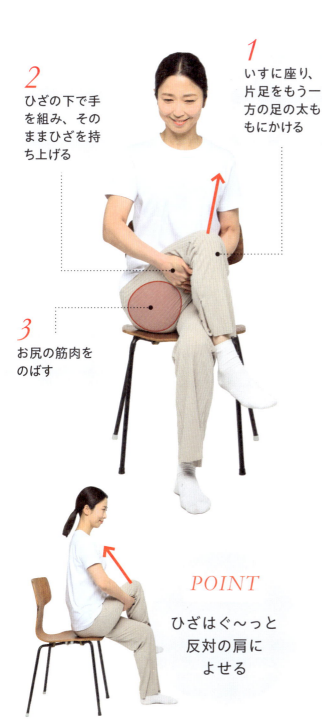

1
いすに座り、片足をもう一方の足の太ももにかける

2
ひざの下で手を組み、そのままひざを持ち上げる

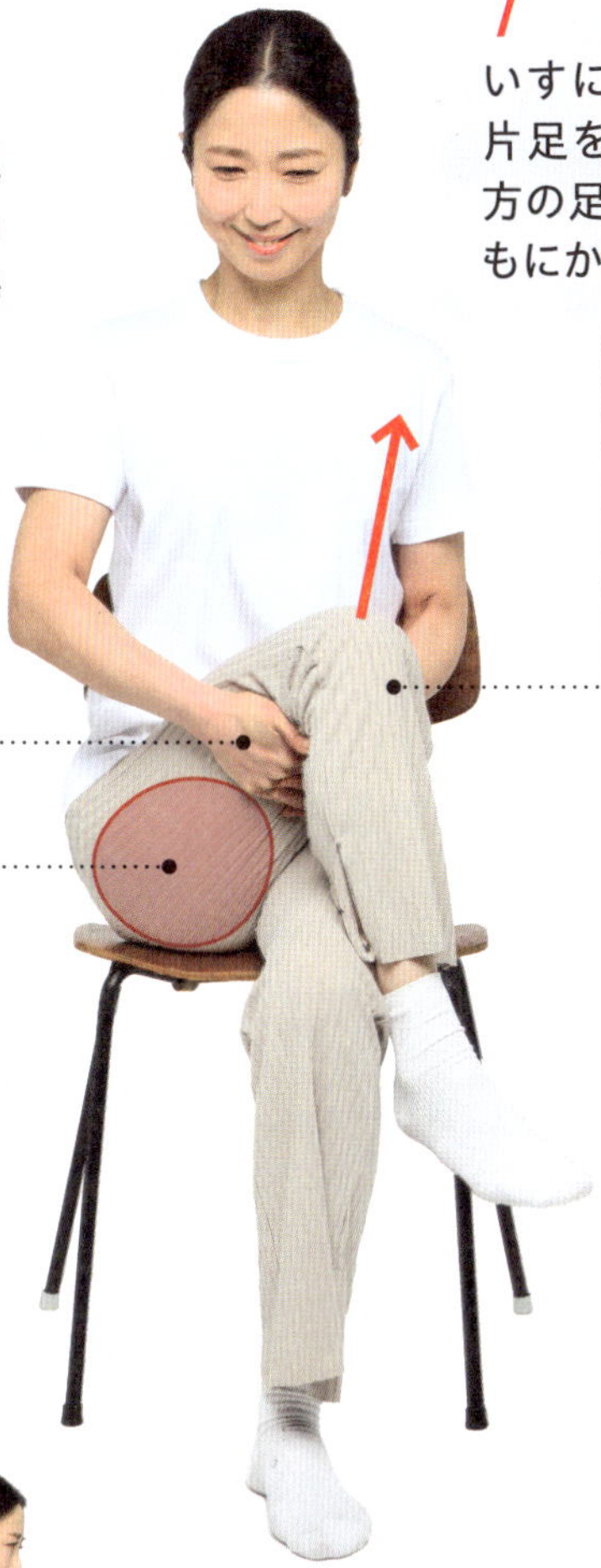

3
お尻の筋肉をのばす

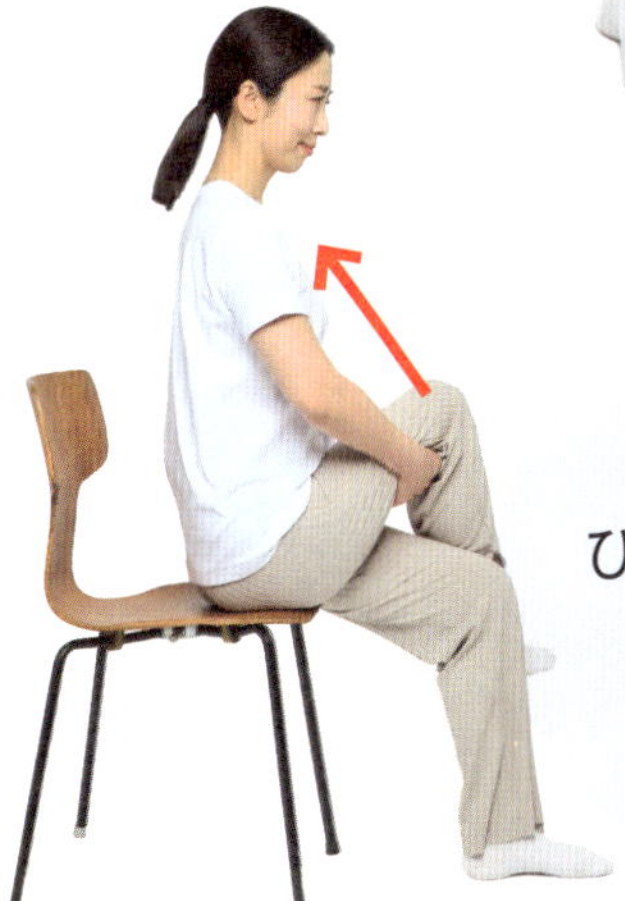

POINT

ひざはぐ～っと反対の肩によせる

目安

1セット15秒
×左右3セット

5 足組み押し下げ体操

股関節をほぐして可動性アップ

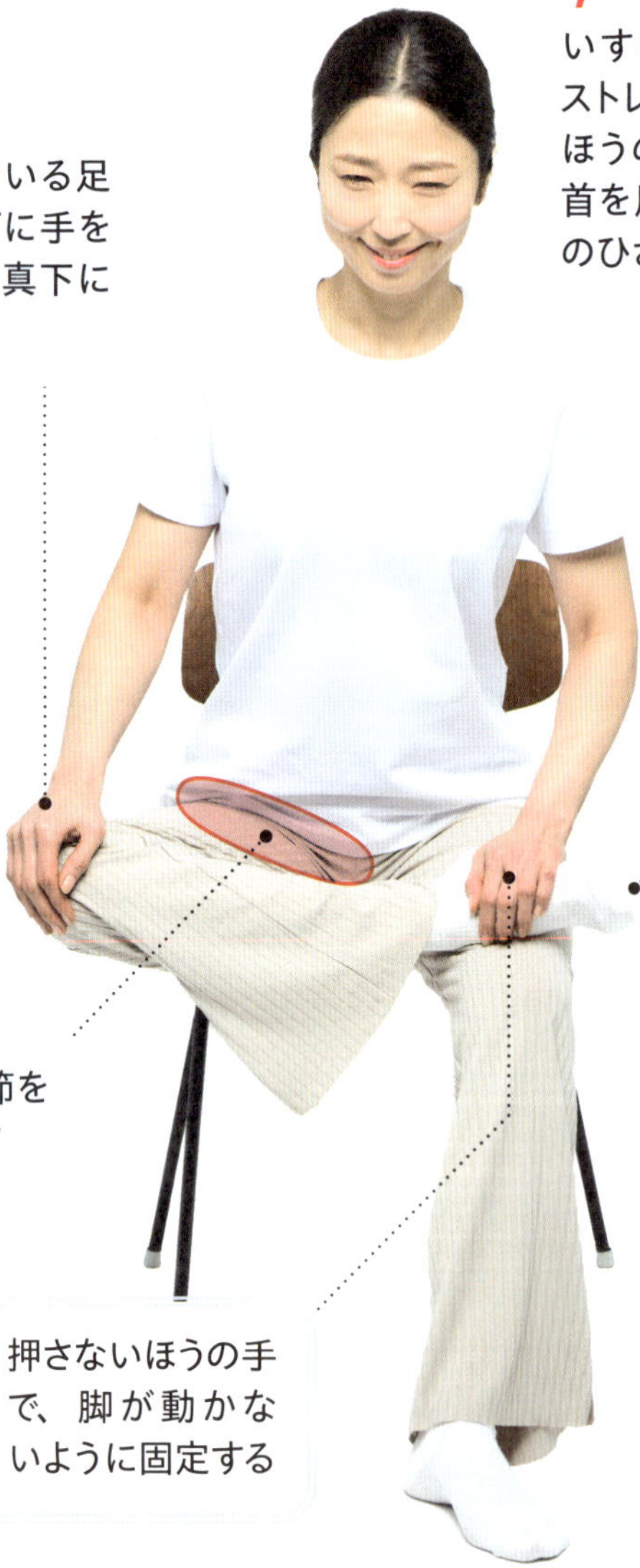
1
いすに座り、ストレッチするほうの足の足首を反対の足のひざに置く
2
組んでいる足のひざに手を添え、真下に押す
3
股関節をほぐす
押さないほうの手で、脚が動かないように固定する

目安

1セット15秒×左右3セット

★注意!
股関節の手術をしたことがある人は実施しないようにしましょう

6 押し出し体操

「第二の心臓」ふくらはぎを活性化

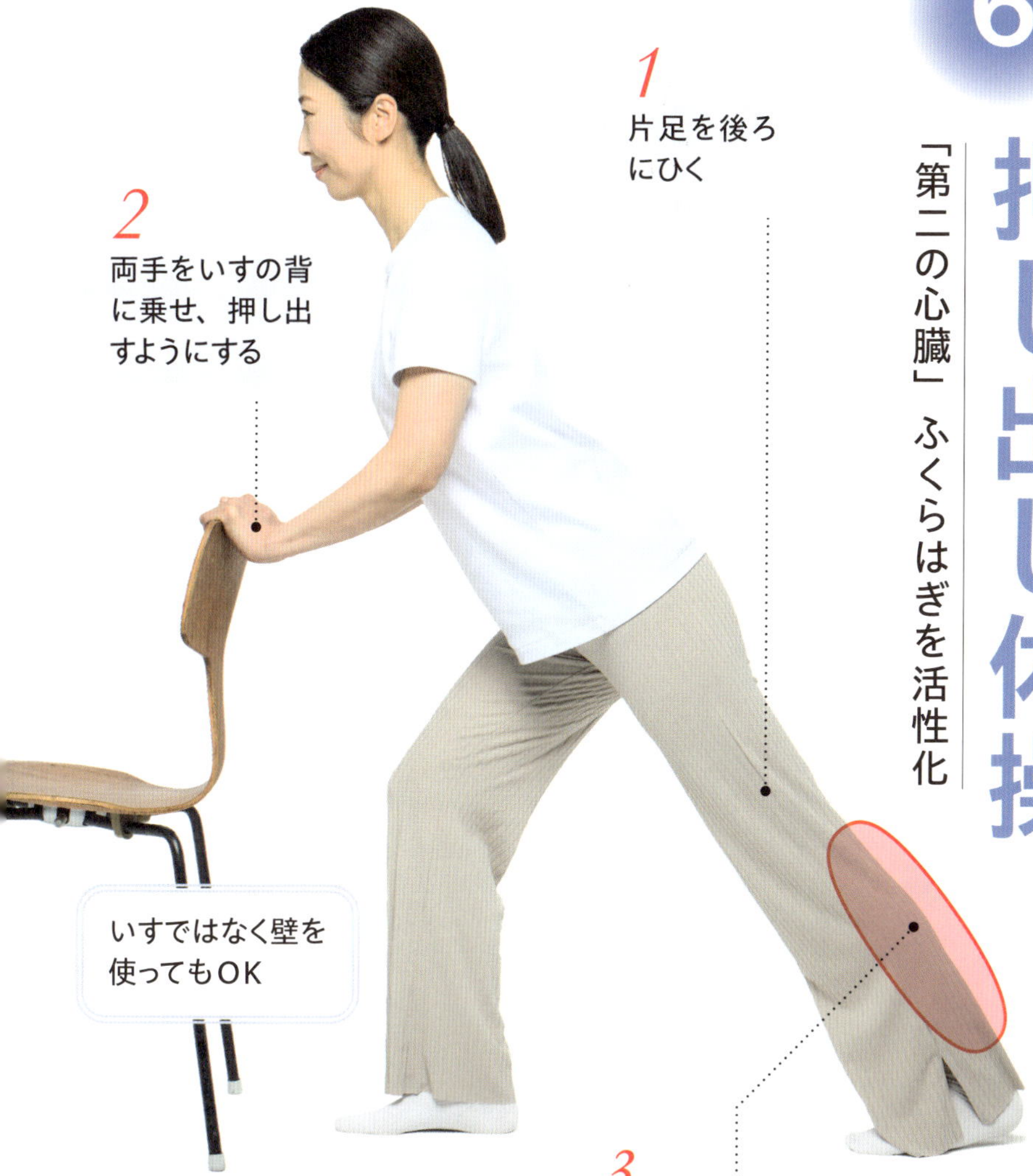
1
片足を後ろ
にひく
2
両手をいすの背
に乗せ、押し出
すようにする
いすではなく壁を
使ってもOK
3
ふくらはぎを
のばす

POINT

「イッチ、ニー」の
ようなリズムは
とらず、ゆっくり
のばす

目安

1セット15秒
×左右3セット

7 ひっぱられウォーキング

歩くだけで体幹力と体力を同時に身につける

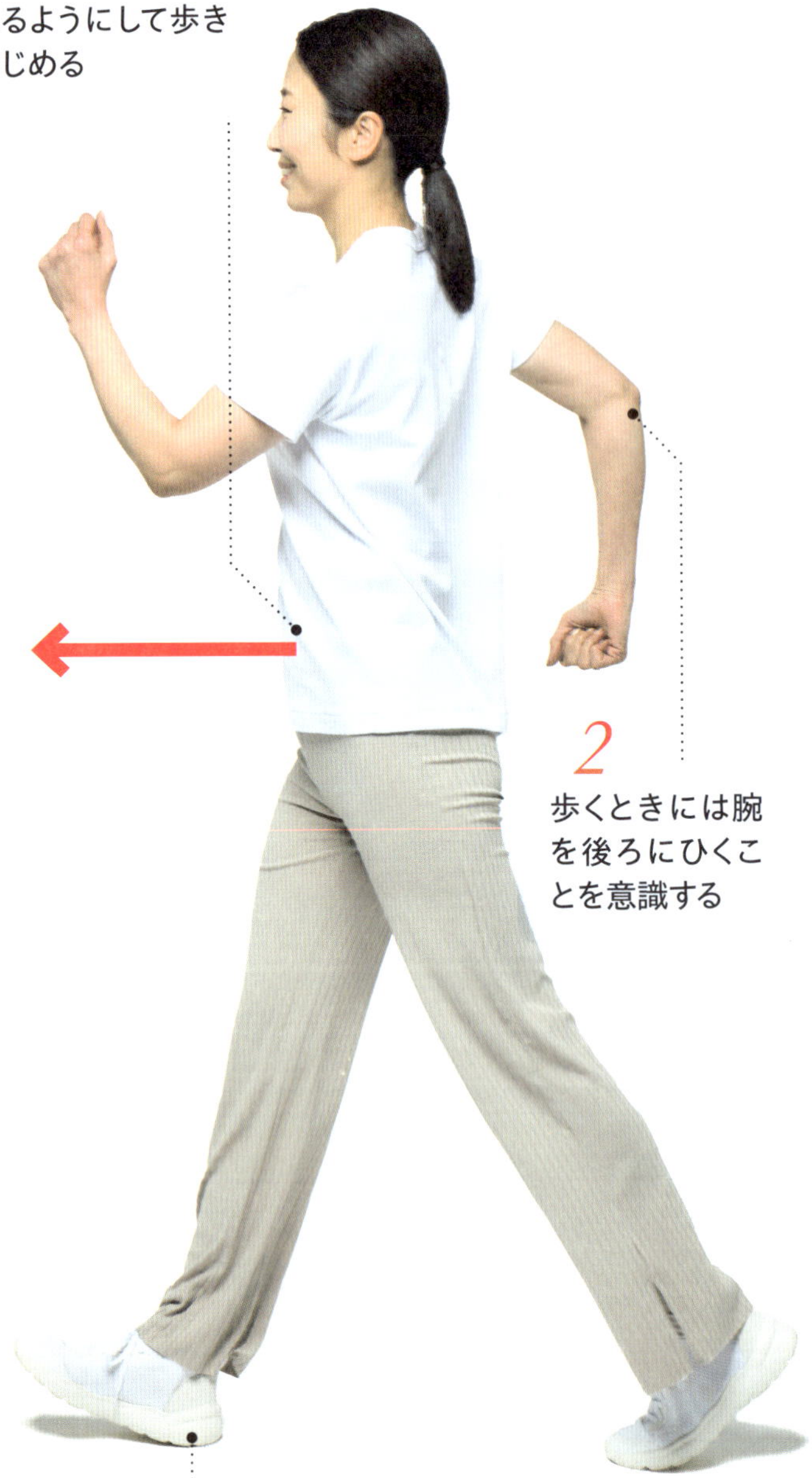

1
おへそからひっぱられるようにして歩きはじめる

2
歩くときには腕を後ろにひくことを意識する

つま先ではなく、かかとから着地する

目安

1日7000歩

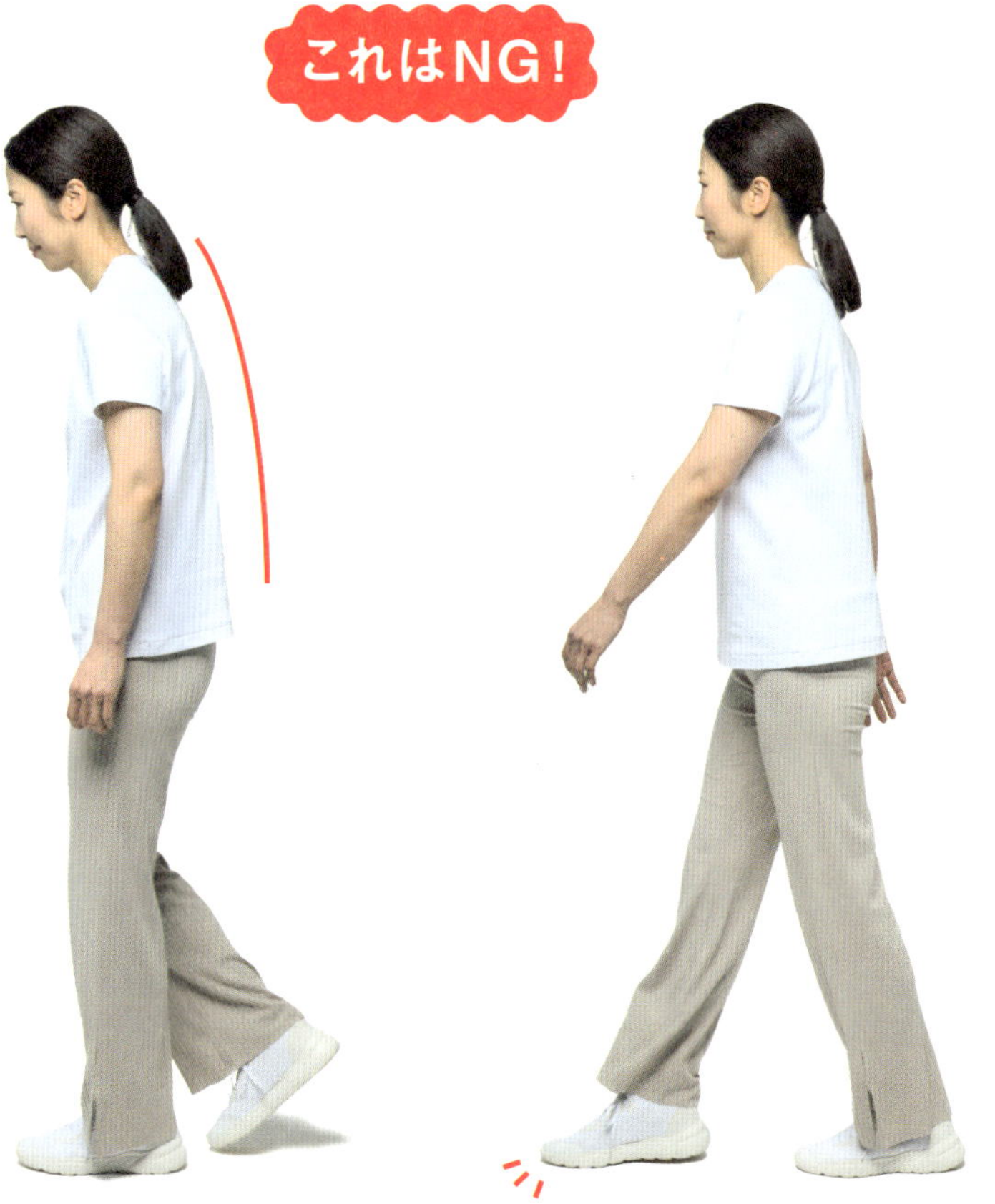

✕ 背中を丸めてトボトボ歩き

✕ つま先着地のズルズル歩き

1日にどれくらい歩けばいいですか？

目安となる歩数は7000歩ですが、「それだけ歩かなければ意味がない」というわけではありません。7000歩までは、歩数が増えれば増えるほど効果が上がることがわかっています。

つまり、ふだんあまり出歩かない方であれば、少し歩数が増えるだけでも運動効果が得られるのです。

あまり気負わずに、ちょっとでも歩ければOKという気持ちで歩いてみましょう！

レッドゾーン

8

立って座って体操

日常の動きにちょっと負荷をかけるだけで脚の筋力向上

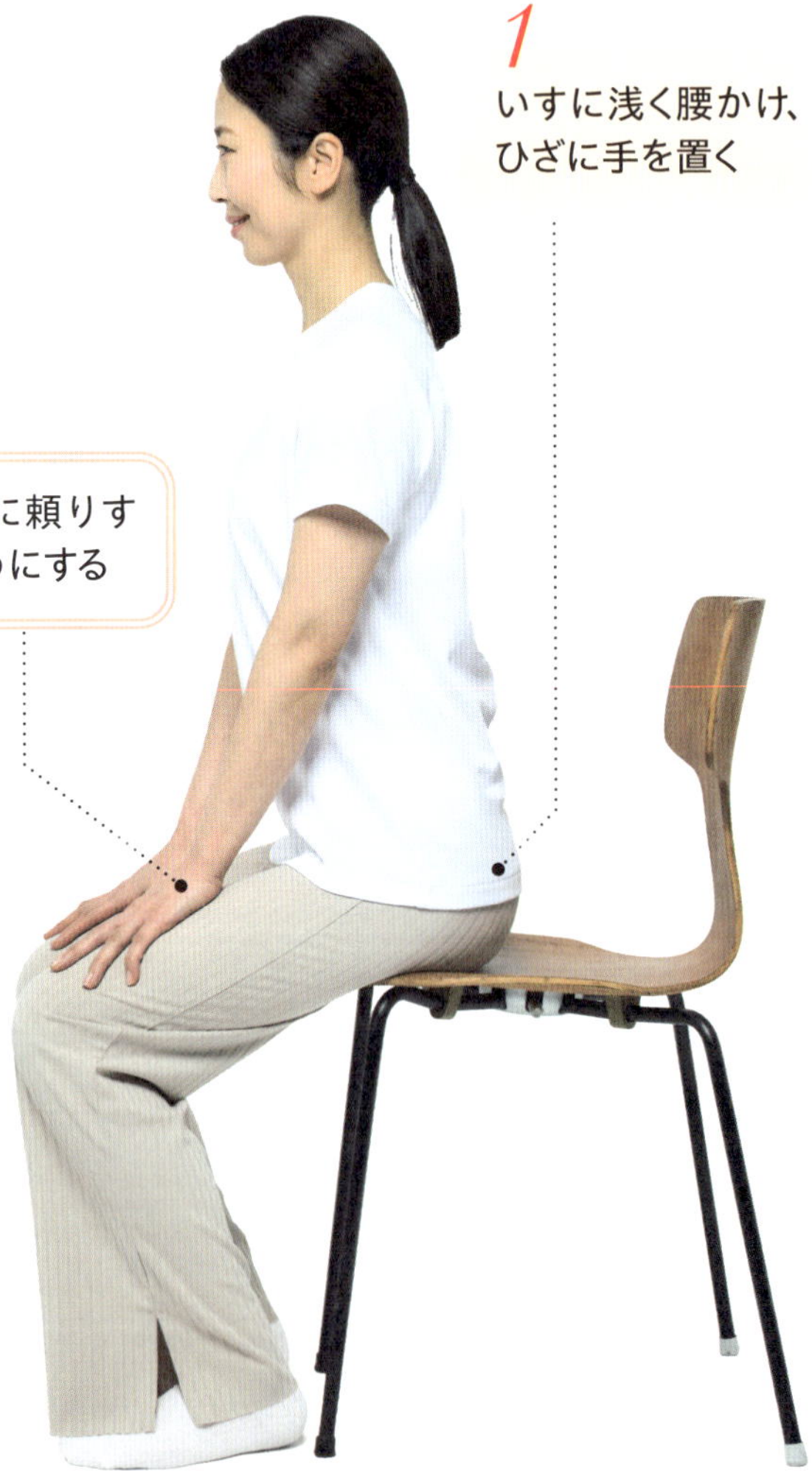

1
いすに浅く腰かけ、
ひざに手を置く

あまり手に頼りすぎないようにする

目安

10回
×3セット

POINT

動作をゆっくりにするほど負荷は上がる！

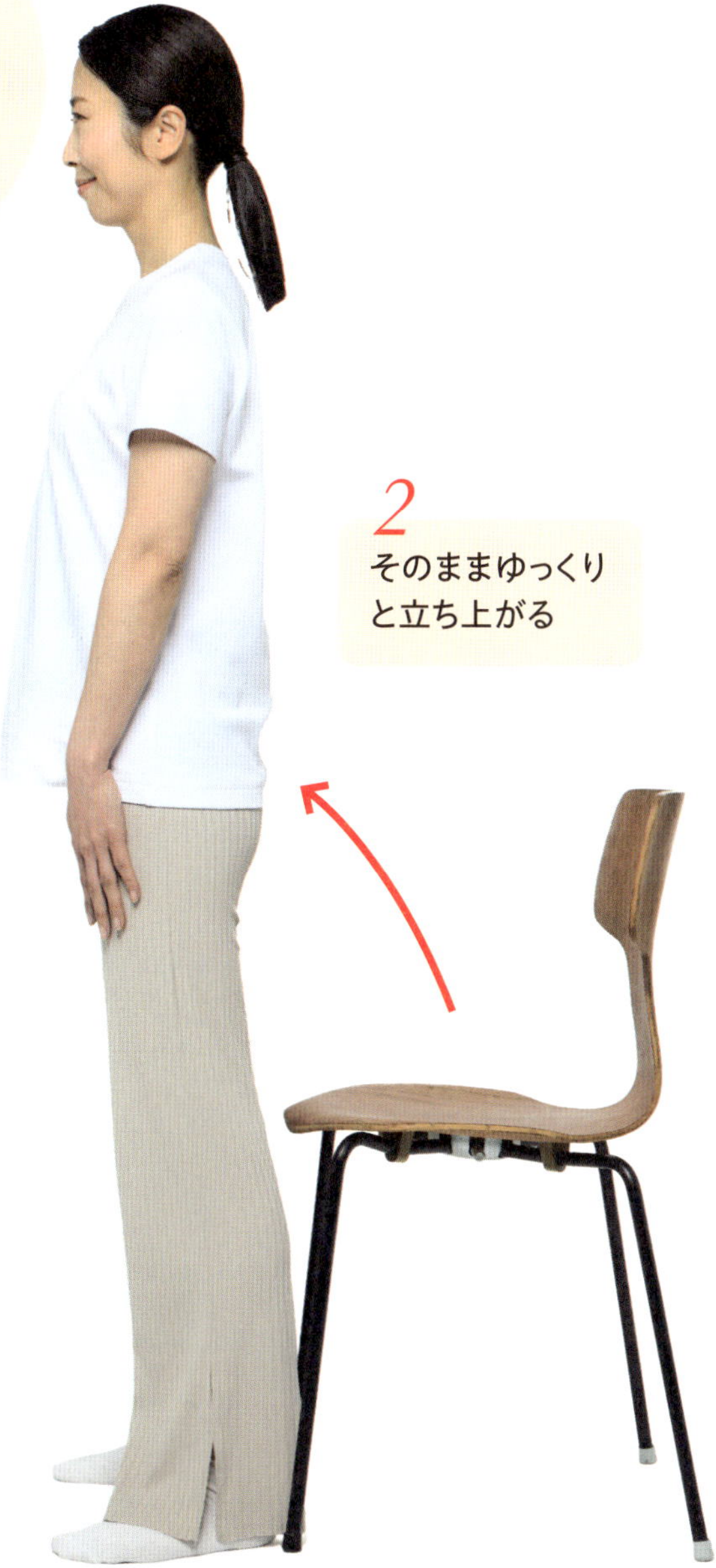

2

そのままゆっくりと立ち上がる

レッドゾーン

9

イージーブリッジ体操

寝転がって安心安全に長生きする身体をつくる

目安

10回
×3セット

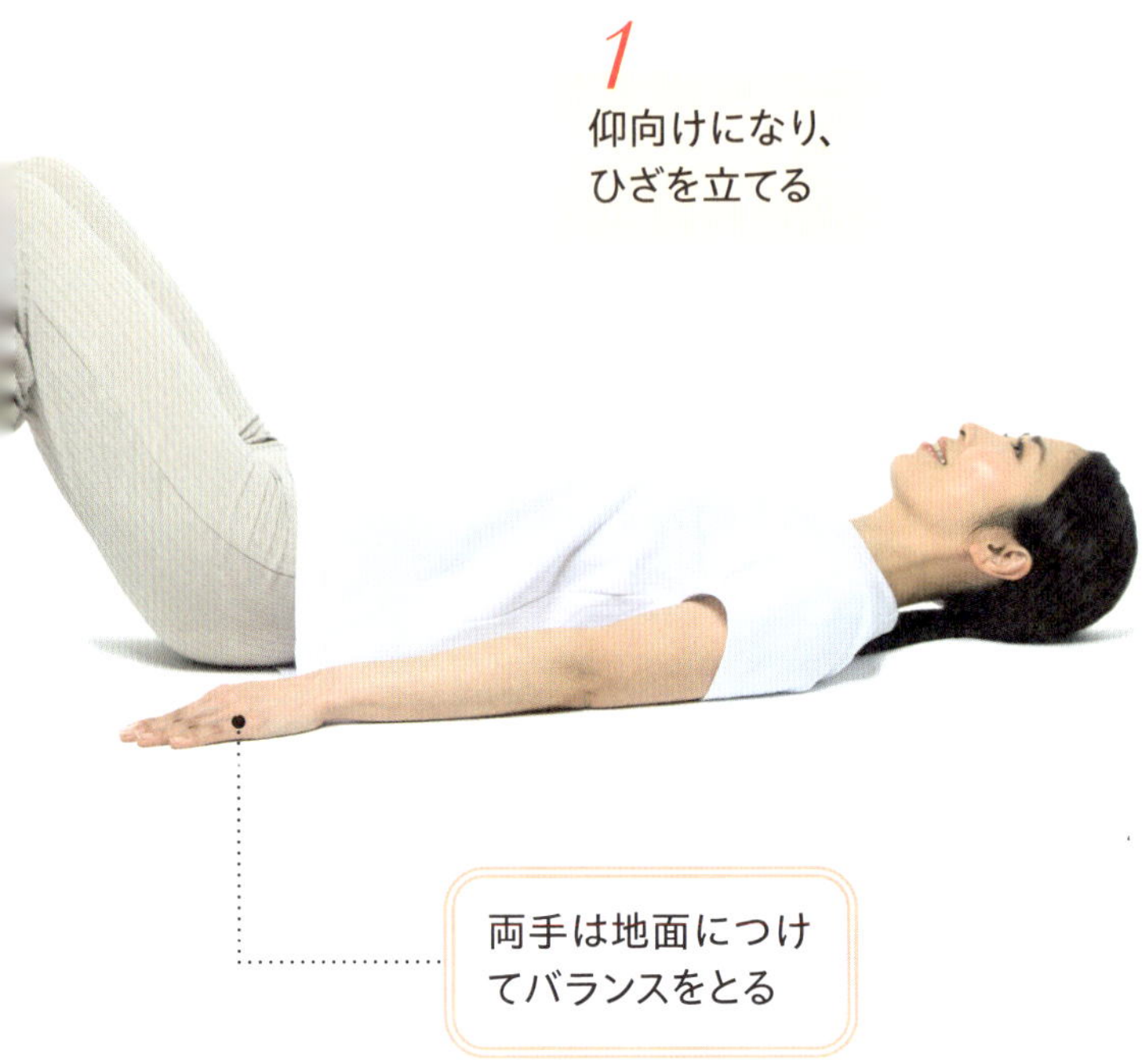
1
仰向けになり、
ひざを立てる
両手は地面につけ
てバランスをとる

キツくてできない場合には

上半身と下半身を一直線にするのが難しければ、お尻を少し上げて休む、少し上げて休む、と繰り返しましょう。だんだん正しい方法でできるようになっていきます。

POINT

腰は反らせ
すぎないように
する

2

腹筋と背筋を意識
しながら、お尻を
持ち上げる

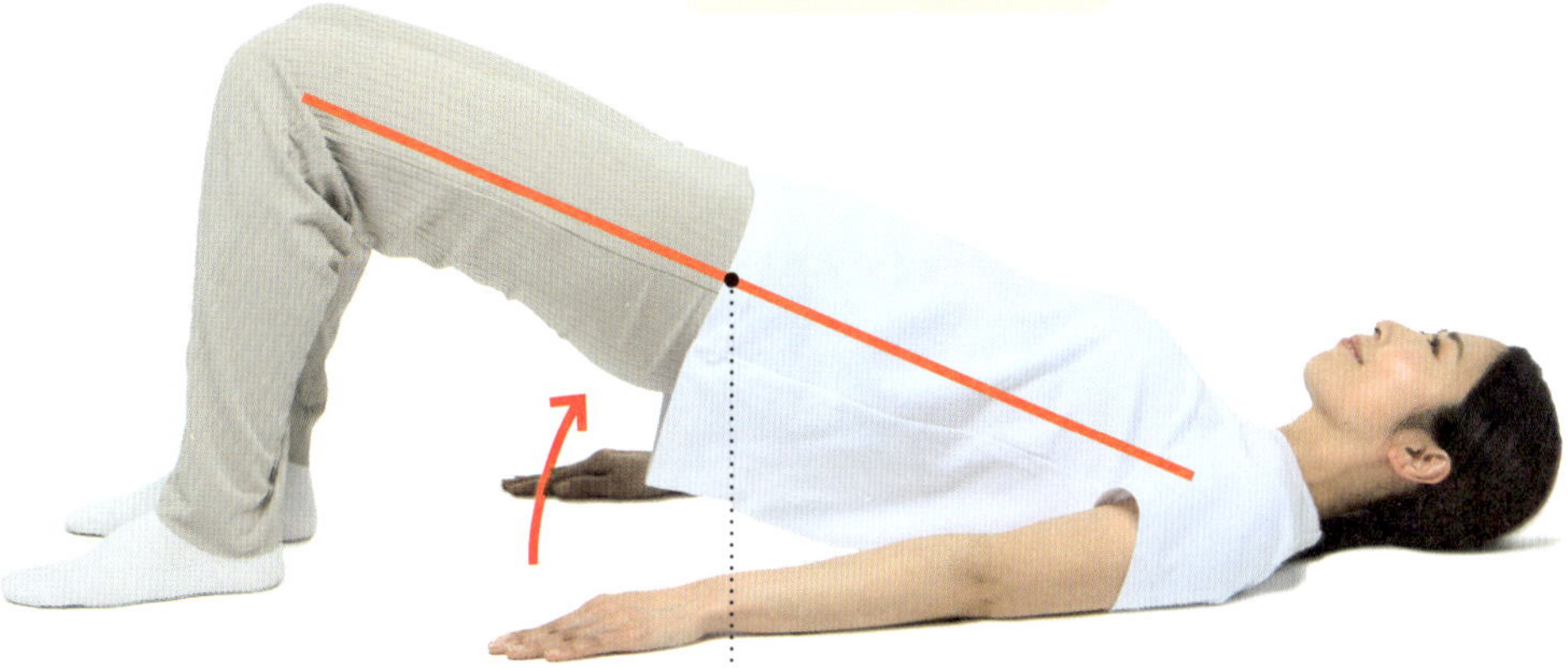

上半身と下半身が
一直線になるように

レッドゾーン

10 カニ歩き体操

立っているのがつらい人でもできる寿命がのびる体操

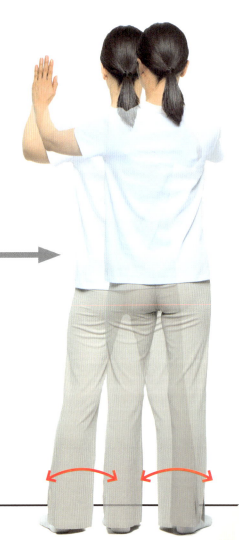

効果アップ!

両手ではなく
片手を添えて
みましょう

目安

10往復
×3セット

手は壁につけたまま
左にステップ

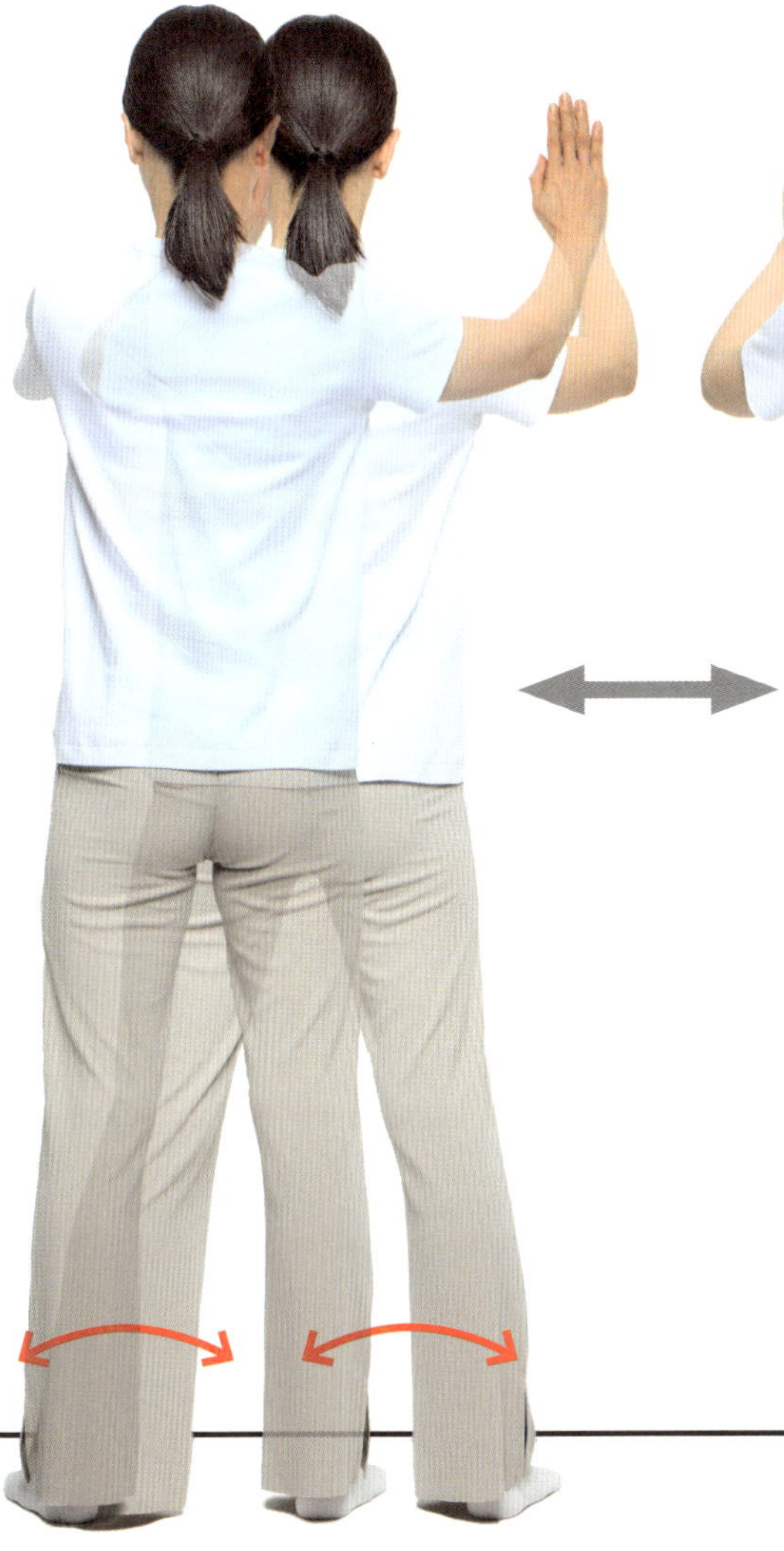

1
両手を壁に添えて立つ

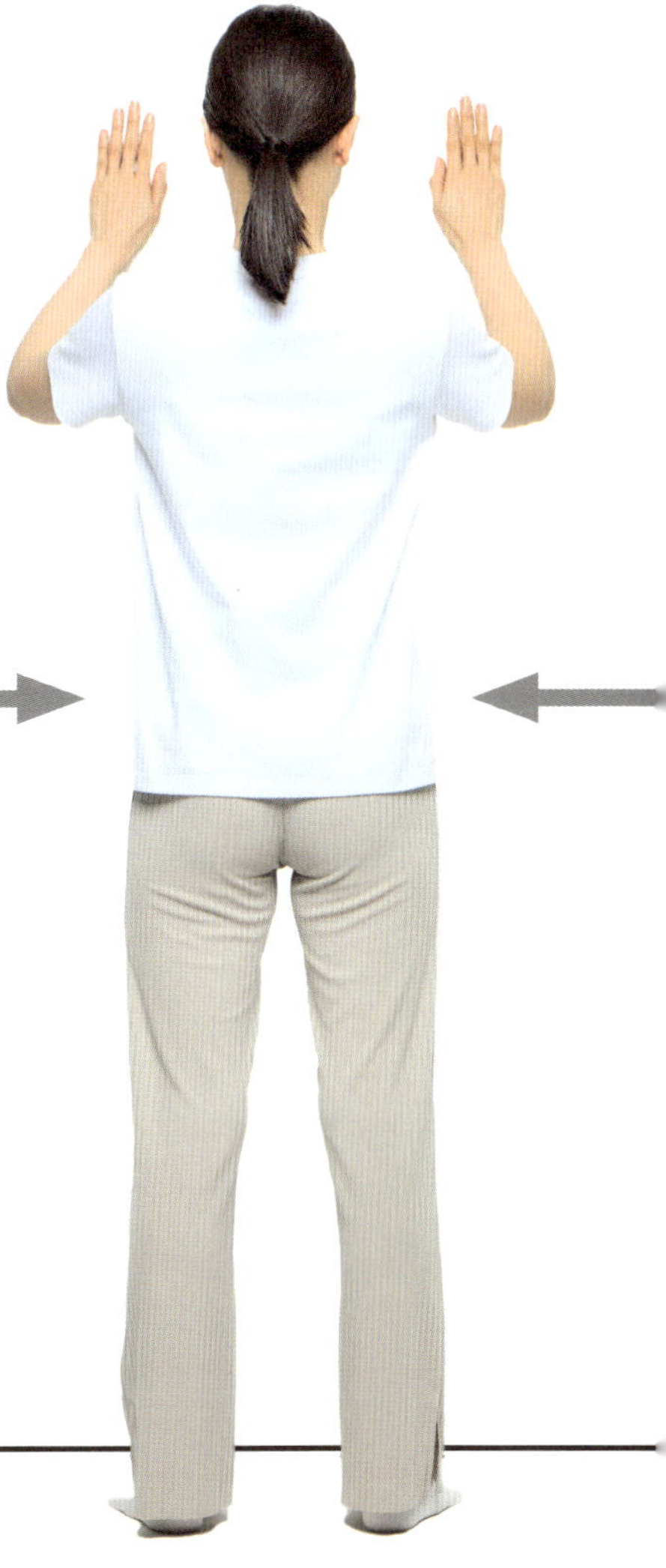

2
手の位置は変えずに、一歩ずつ
左右にサイドステップする

レッドゾーン

11 前後ステップ体操

100歳まで元気に歩き続ける足腰をつくる

目安

10往復
× 3セット

1
いすの背面に立ち、いすの背に手を添える

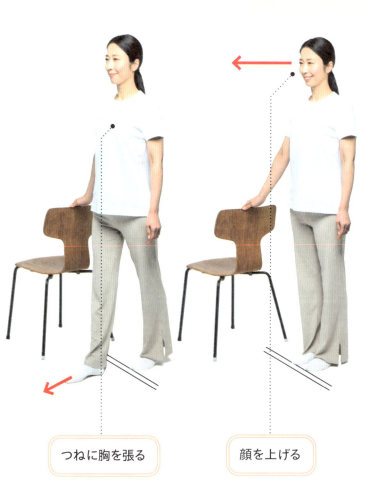

顔を上げる

2
片足を前に出す

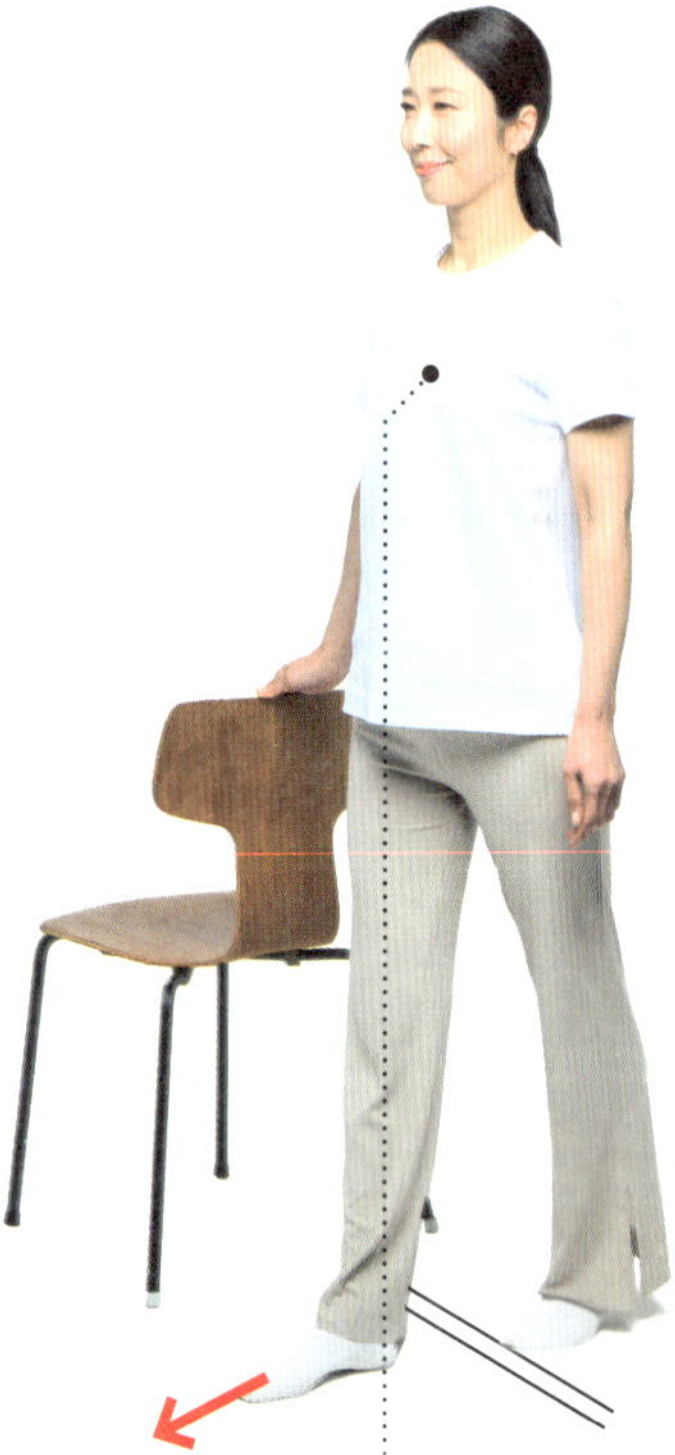

つねに胸を張る

3

前に出した足にもう片方の足も合わせる

4

片足を後ろに戻す

5

もう片方の足を合わせ、1～4を繰り返す

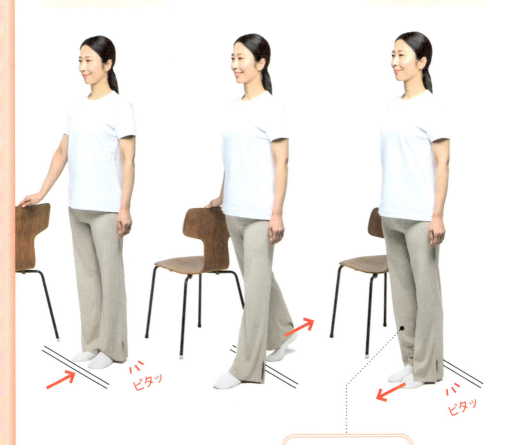

両足がそろったら一度静止

オレンジゾーン

12

引き上げ体操

テレビを見ながらでも運動不足解消

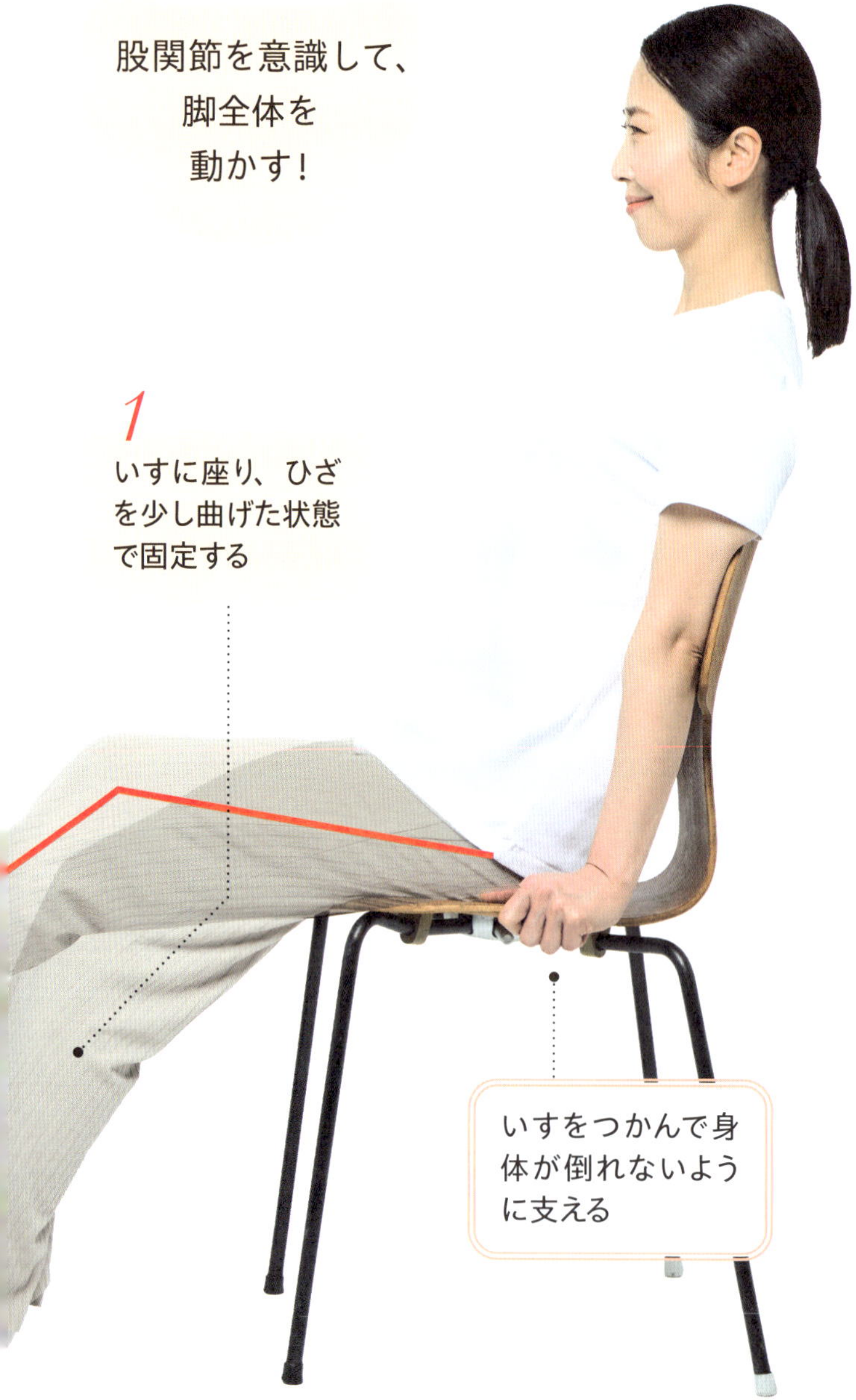

POINT

股関節を意識して、
脚全体を
動かす!

1

いすに座り、ひざを少し曲げた状態で固定する

いすをつかんで身体が倒れないように支える

目安

10回
×左右3セット

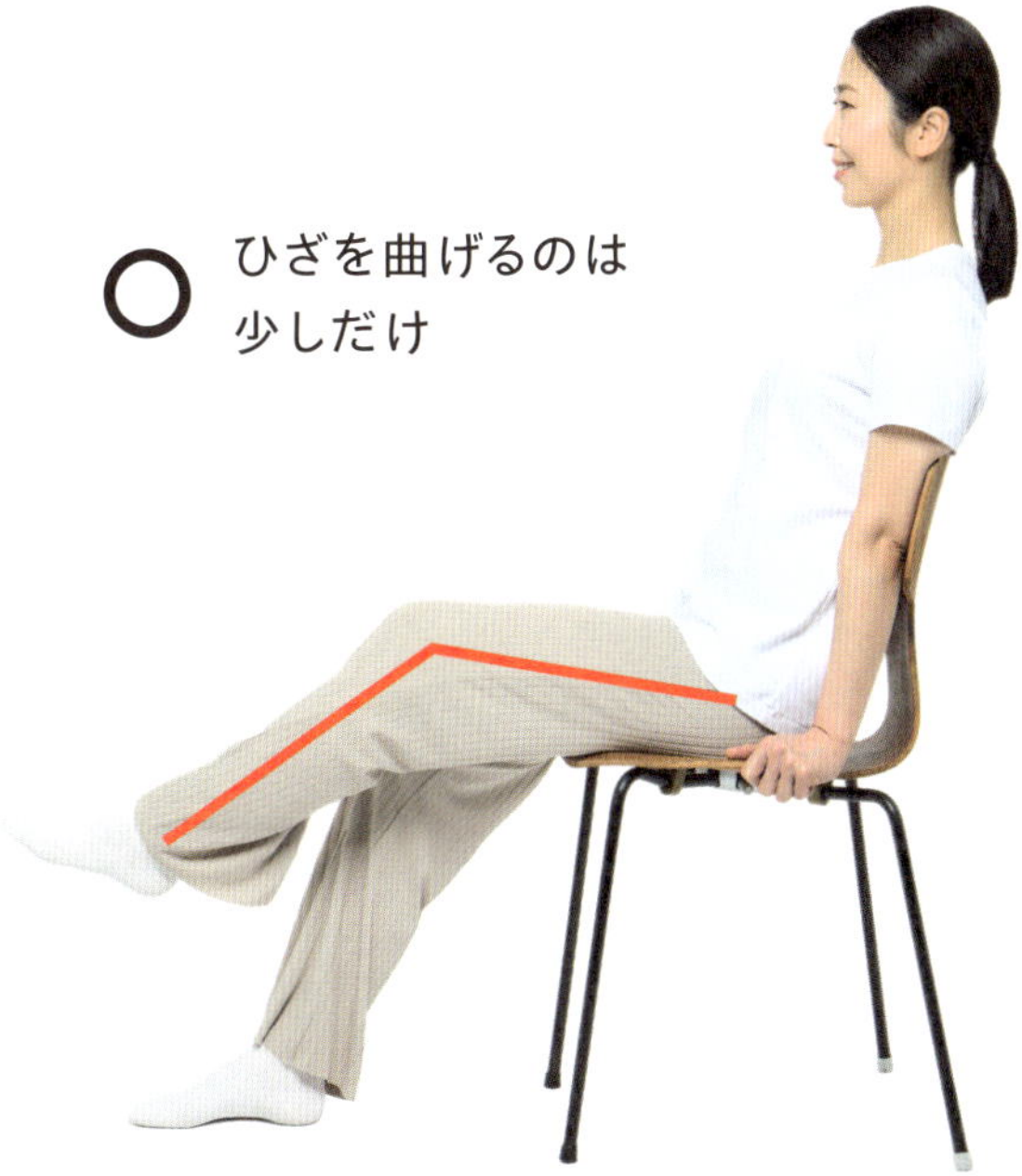

○ ひざを曲げるのは
少しだけ

2
ひざの角度は変えずに、脚の付け根から足全体を太ももが地面と平行になるまでゆっくり上げる

3
ゆっくりと元の位置まで戻す

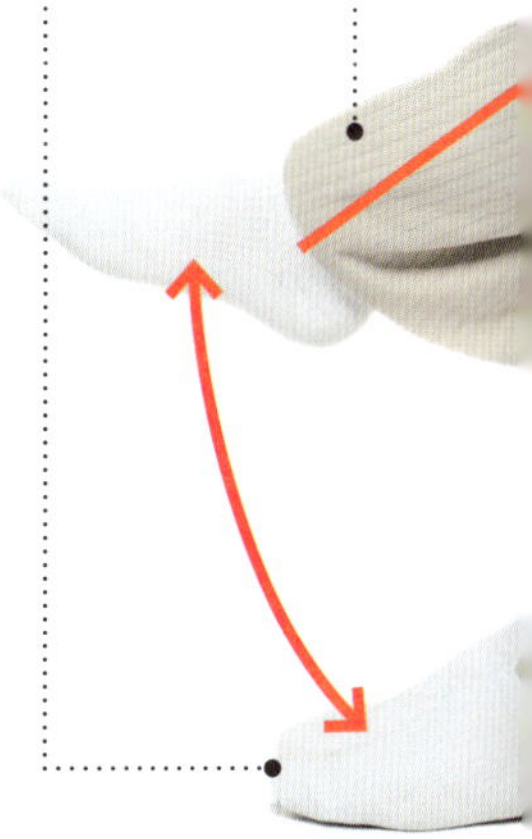

これはNG!

✕ ひざを曲げすぎている

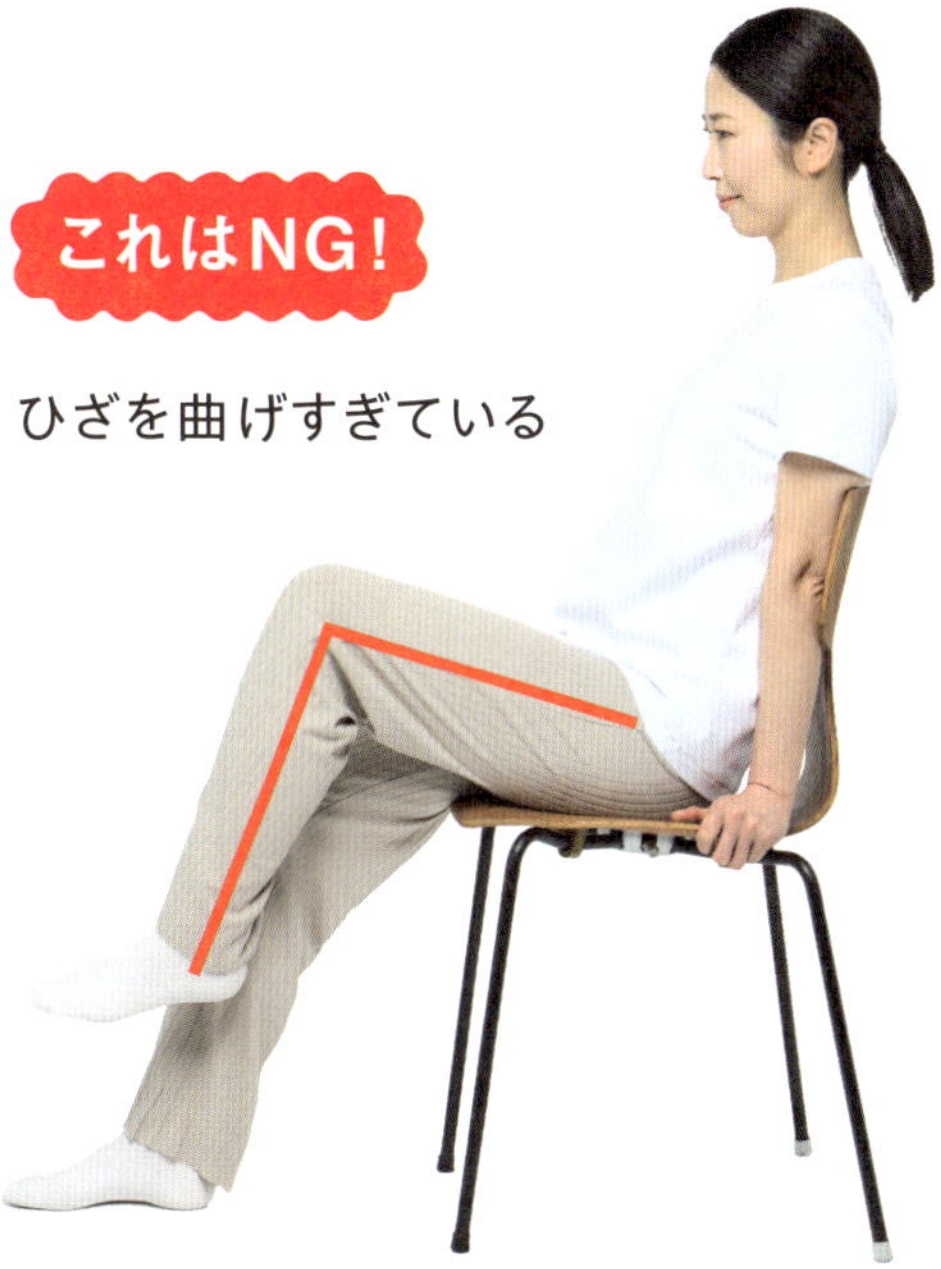

オレンジゾーン

13 タオルぎゅ〜っと体操

身体を支える大殿筋をピンポイントで強化

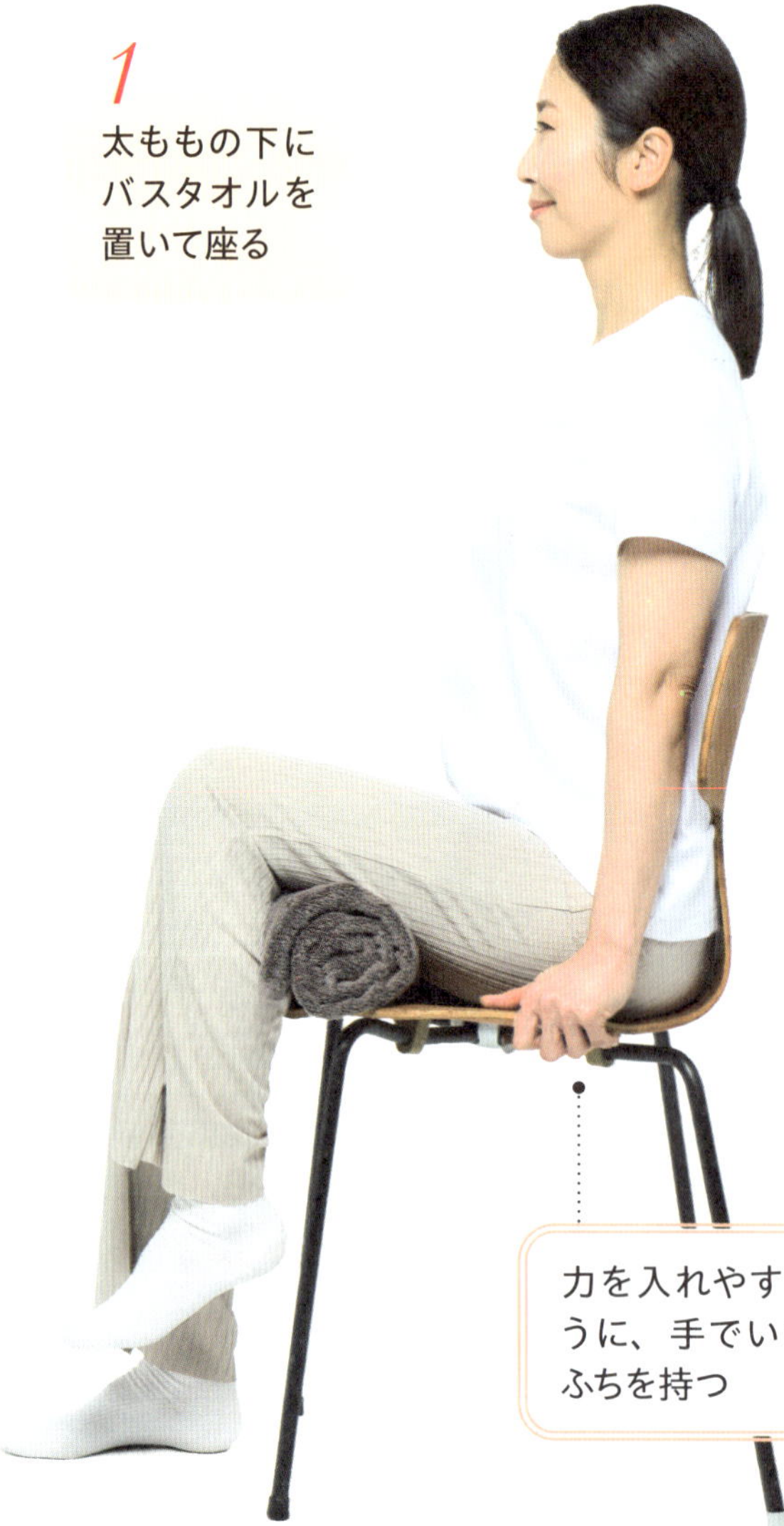

1
太ももの下に
バスタオルを
置いて座る

力を入れやすいように、手でいすのふちを持つ

目安

10回
×左右3セット

MEMO
バスタオルを用意!

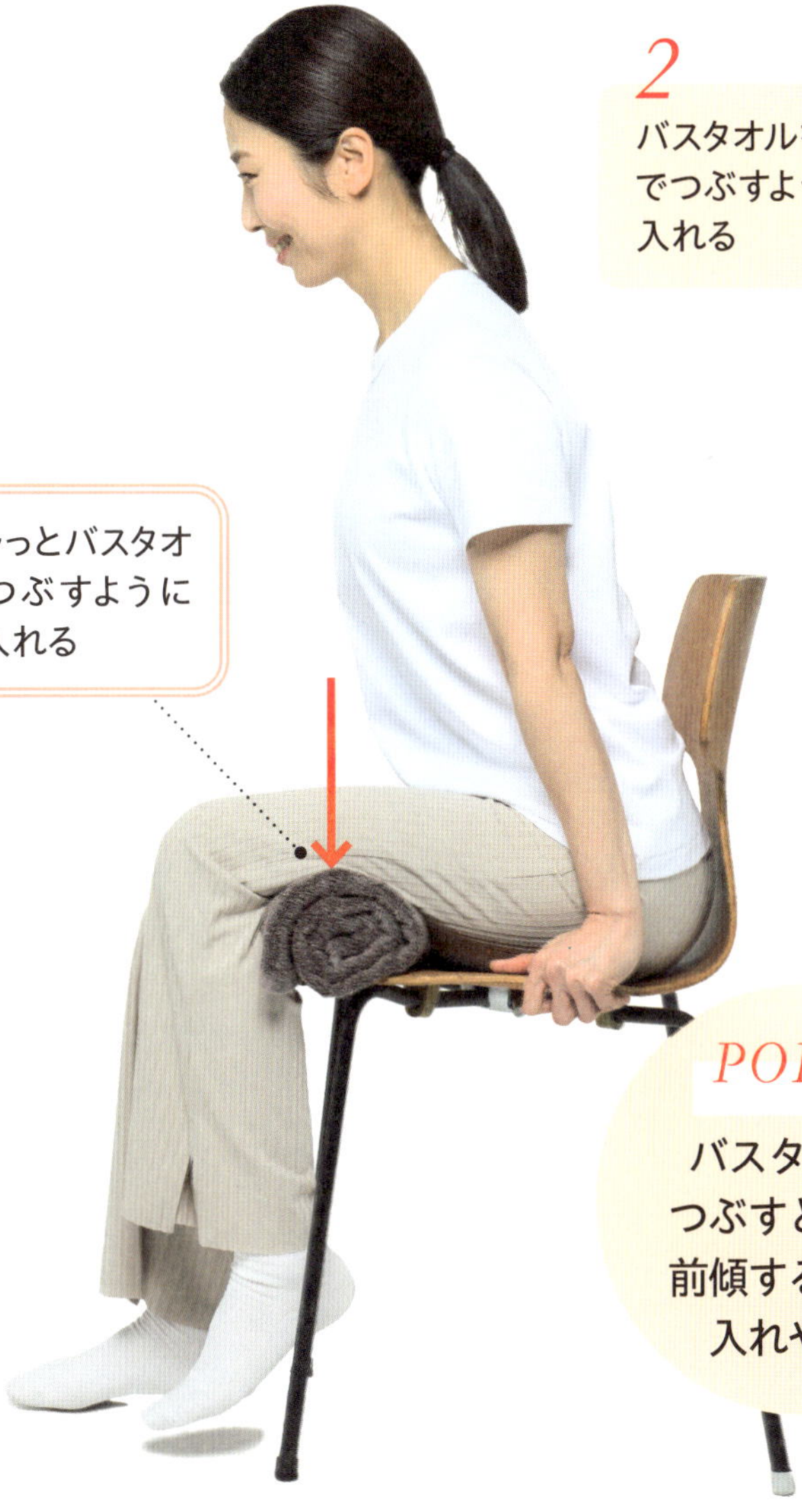

2
バスタオルを太もも
でつぶすように力を
入れる

ぎゅ～っとバスタオ
ルをつぶすように
力を入れる

POINT
バスタオルを
つぶすときには
前傾すると力を
入れやすい

オレンジゾーン

14 いす片足立ち体操

何歳になってもスッときれいな姿勢に

POINT

足の指で地面を
つかむような
イメージで

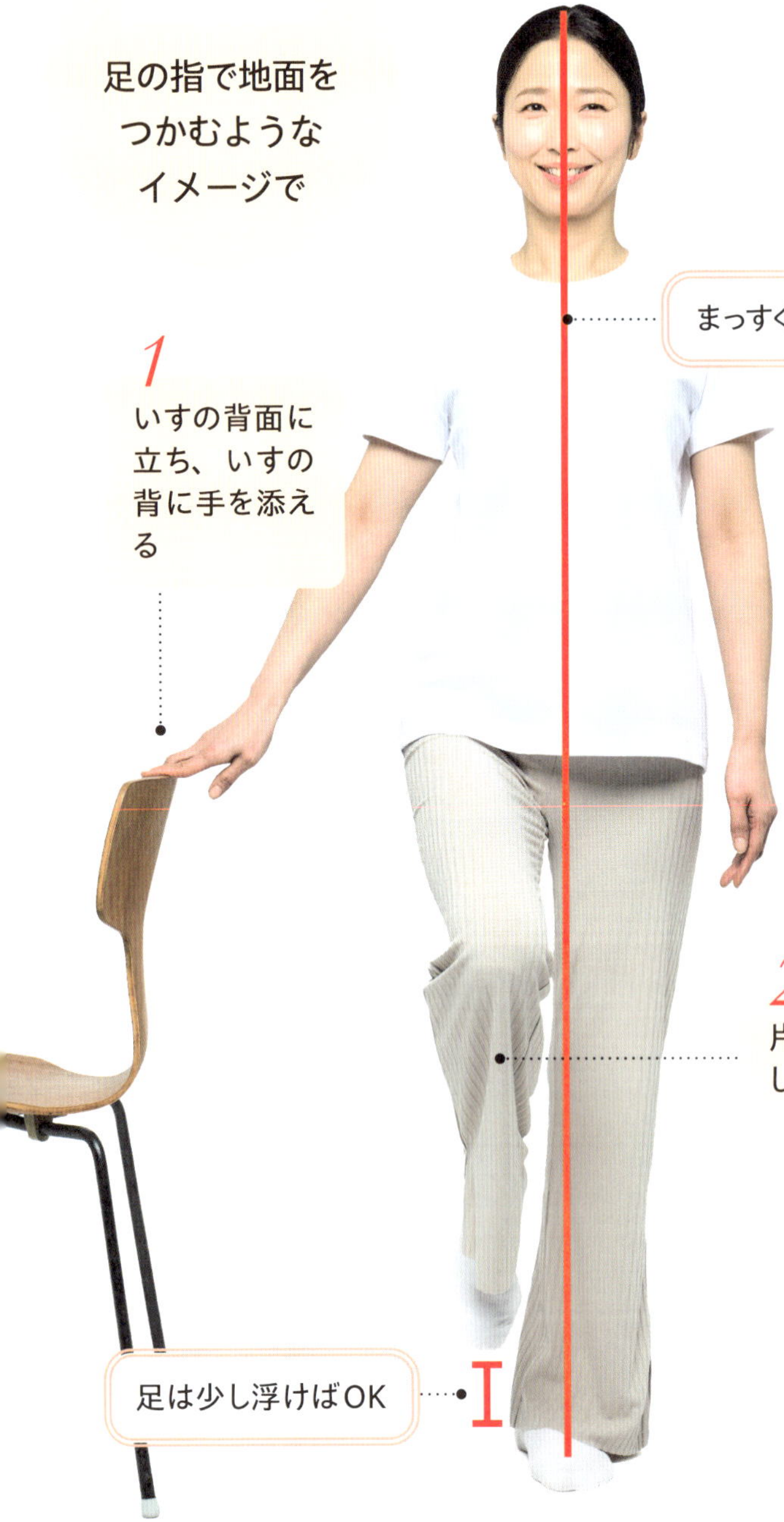

1
いすの背面に立ち、いすの背に手を添える

2
片足立ちをしてキープ

目安

1回60秒
×左右3セット

＼効果アップ！／

いすのつかみ方を変えて
負荷を増やしてみましょう

易しい　【難易度】　難しい

しっかりつかむ

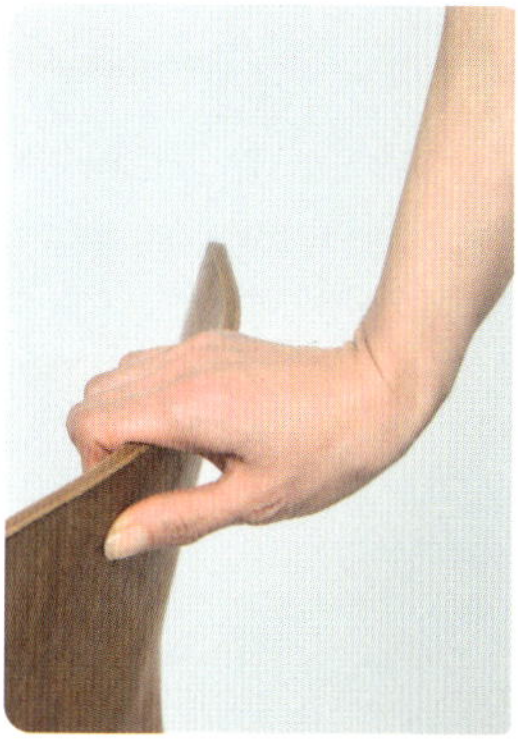

4本の指を添える

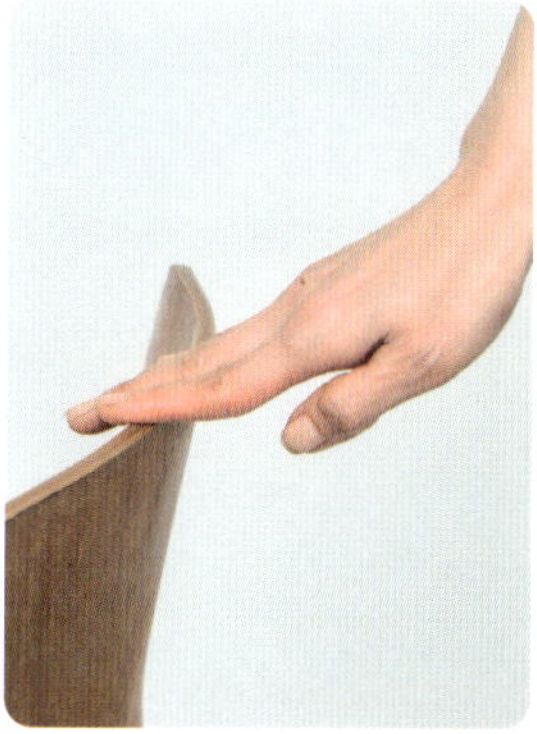

人差し指のみ

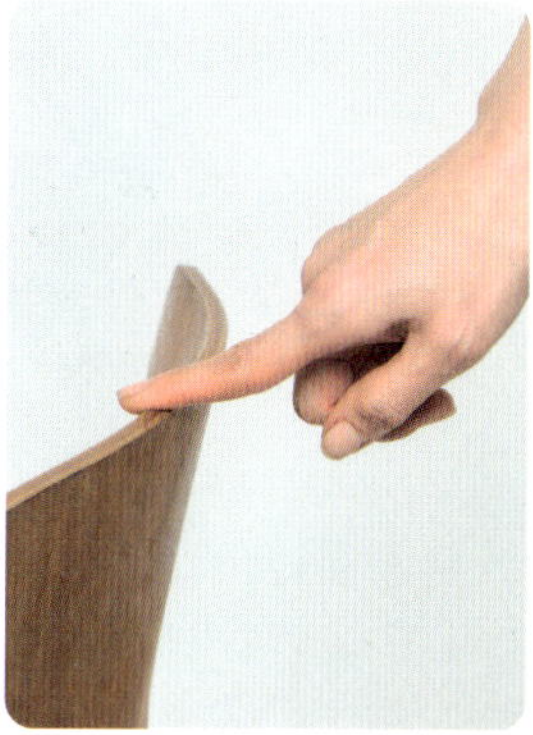

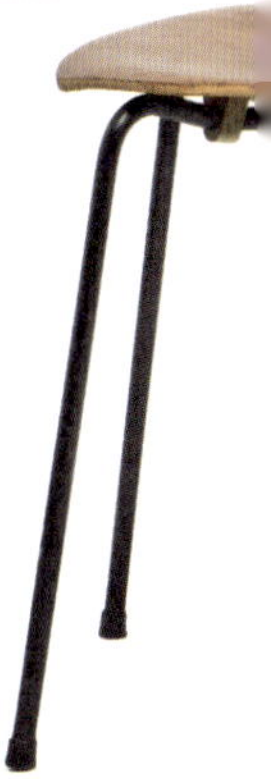

オレンジゾーン

15 継ぎ足立ち体操

「立つだけ」でバランスは鍛えられる

目安

1回60秒
×左右3セット

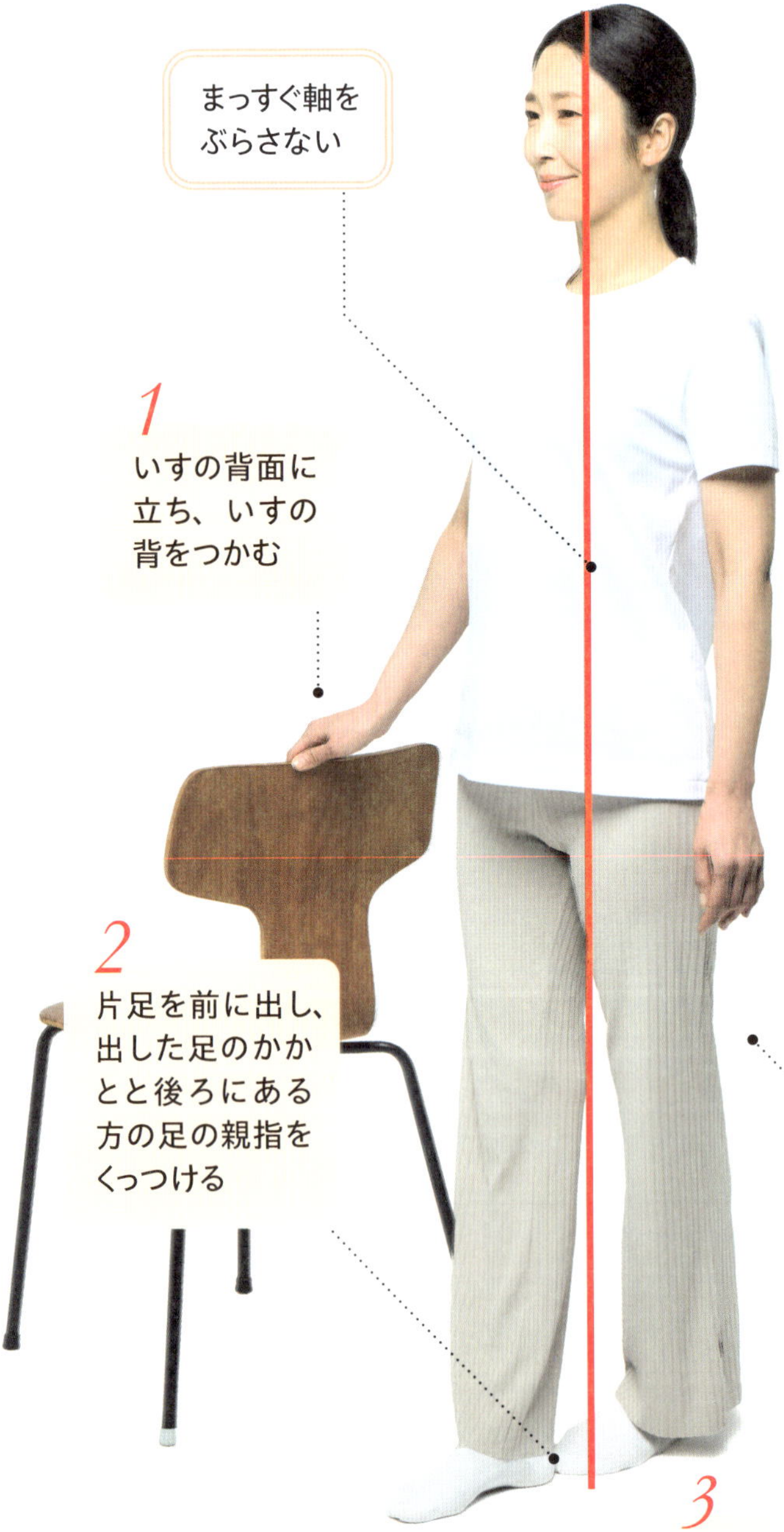

まっすぐ軸を
ぶらさない

1
いすの背面に
立ち、いすの
背をつかむ

2
片足を前に出し、
出した足のかか
とと後ろにある
方の足の親指を
くっつける

3
体勢をキープ
する

○ まっすぐそろっている

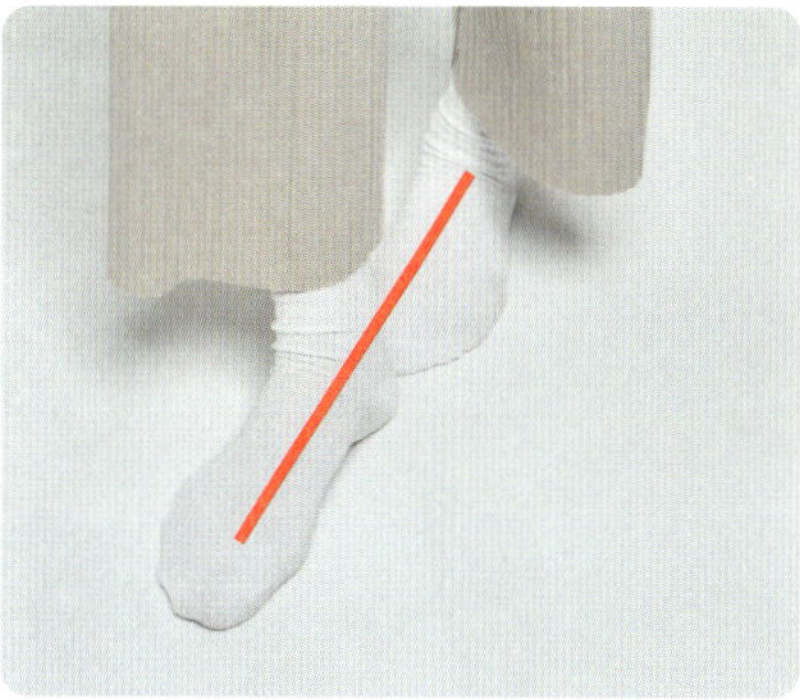

△ 足の並びがジグザグになっている

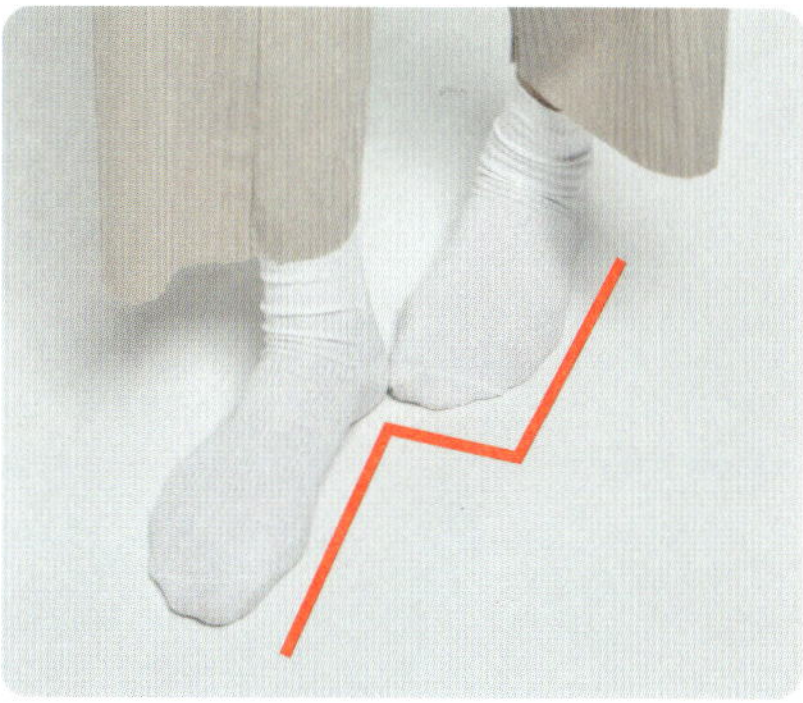

× かかとと親指が離れている

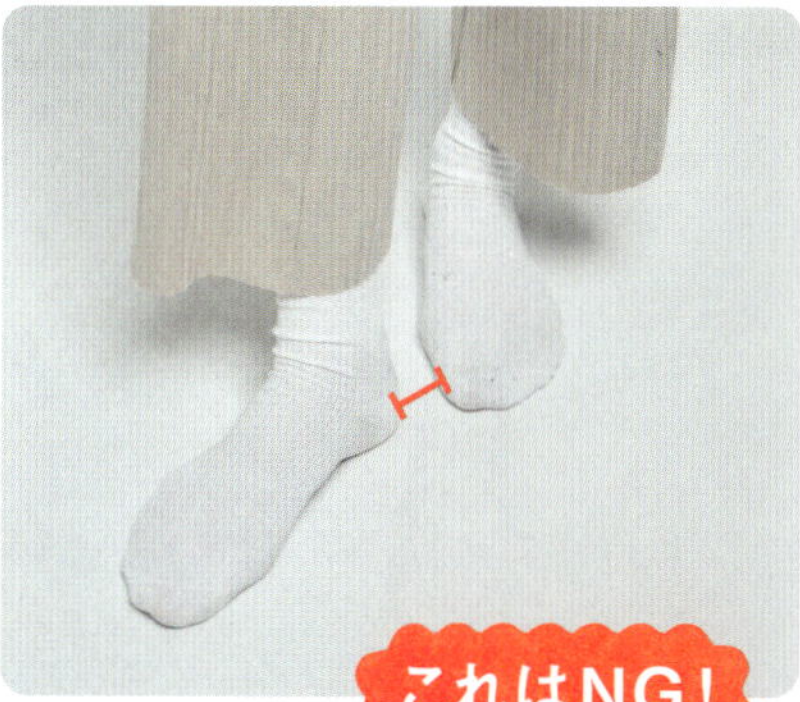

これはNG!

× 足がまっすぐそろっていない

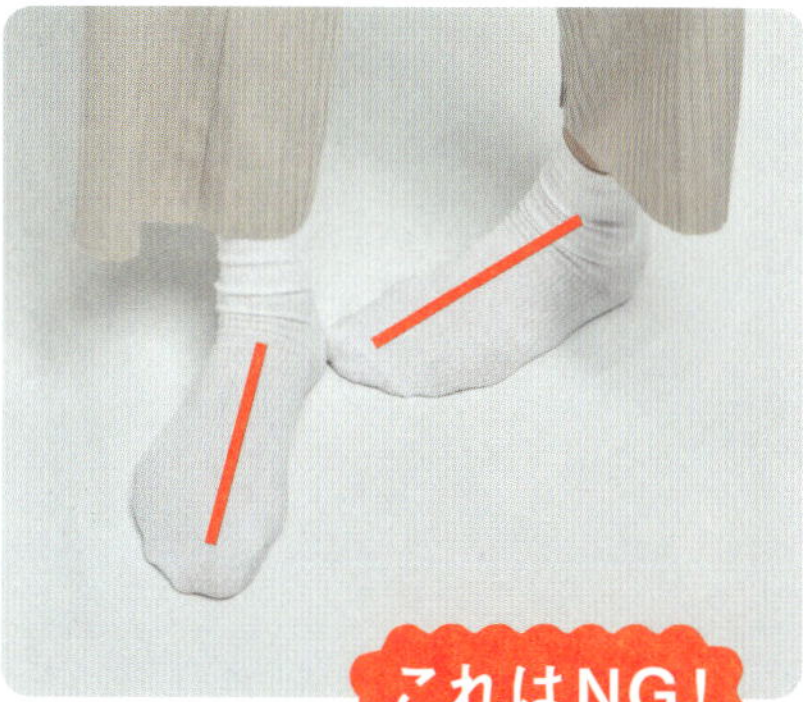

これはNG!

イエローゾーン

16 空気いす体操

太ももとお尻を一緒に鍛えて姿勢も改善

目安

1回30秒
× 3セット

POINT

身体は
やや前傾させる

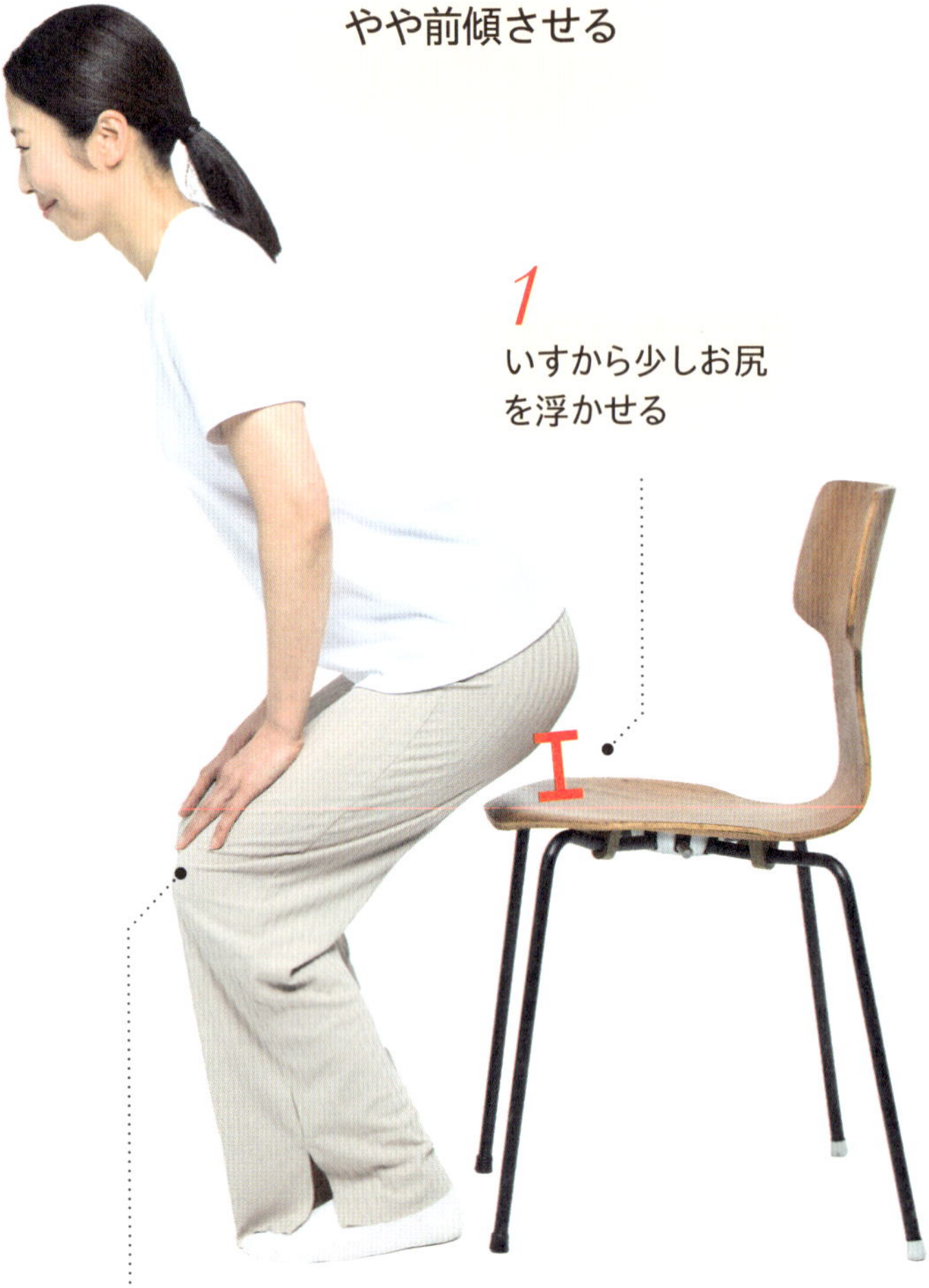

1

いすから少しお尻
を浮かせる

2

そのままキープする

★注意!

ひざが痛いときは無理をしない

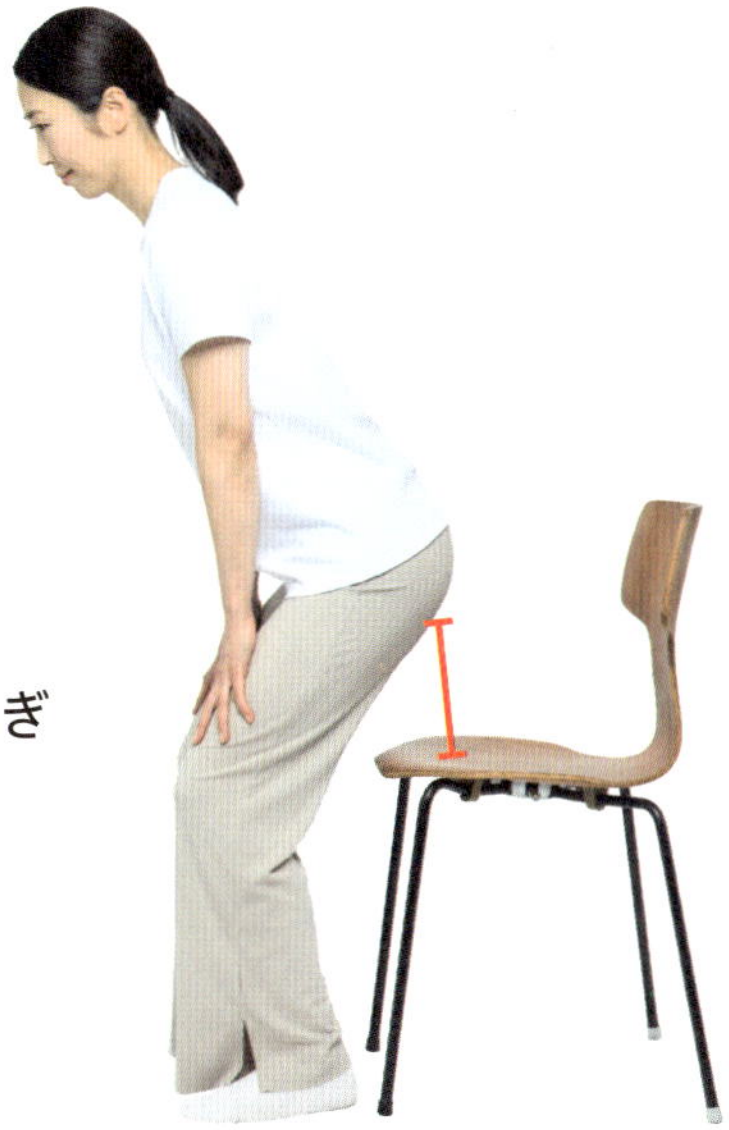

これはNG!

× いすから
お尻が浮きすぎ

× ハの字

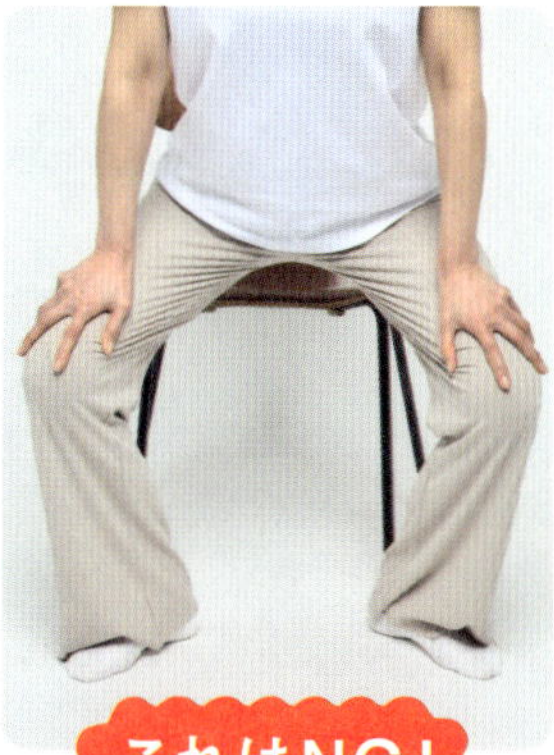

これはNG!

× 逆ハの字

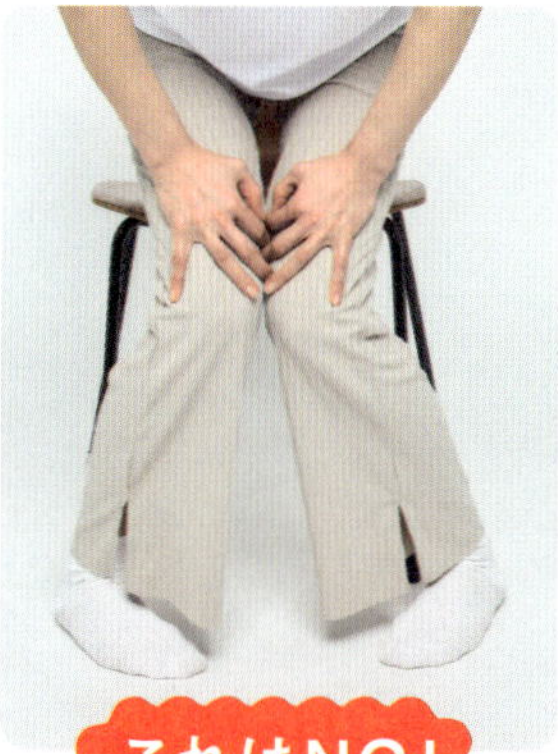

これはNG!

○ まっすぐ前を
向いている

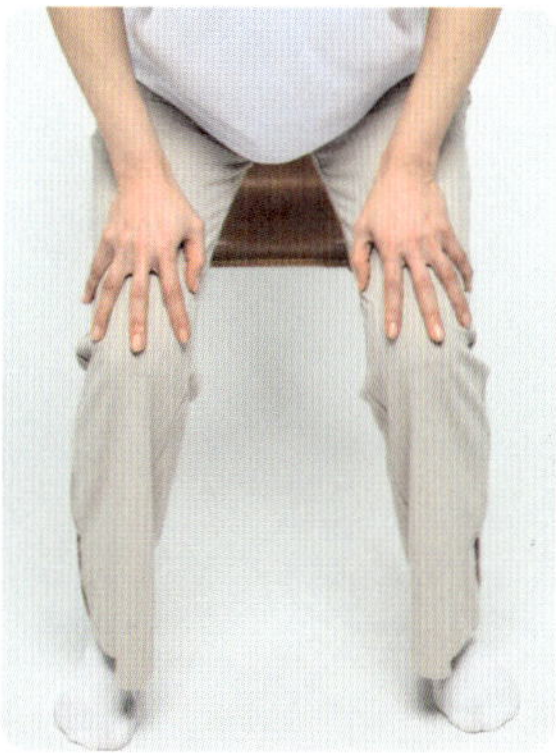

イエローゾーン

17

片脚スイング体操

体幹とお尻の筋肉をあわせて鍛えてより美しい姿勢を目指す

POINT

お尻まわりに疲労感を感じるように脚を大きくスイングする

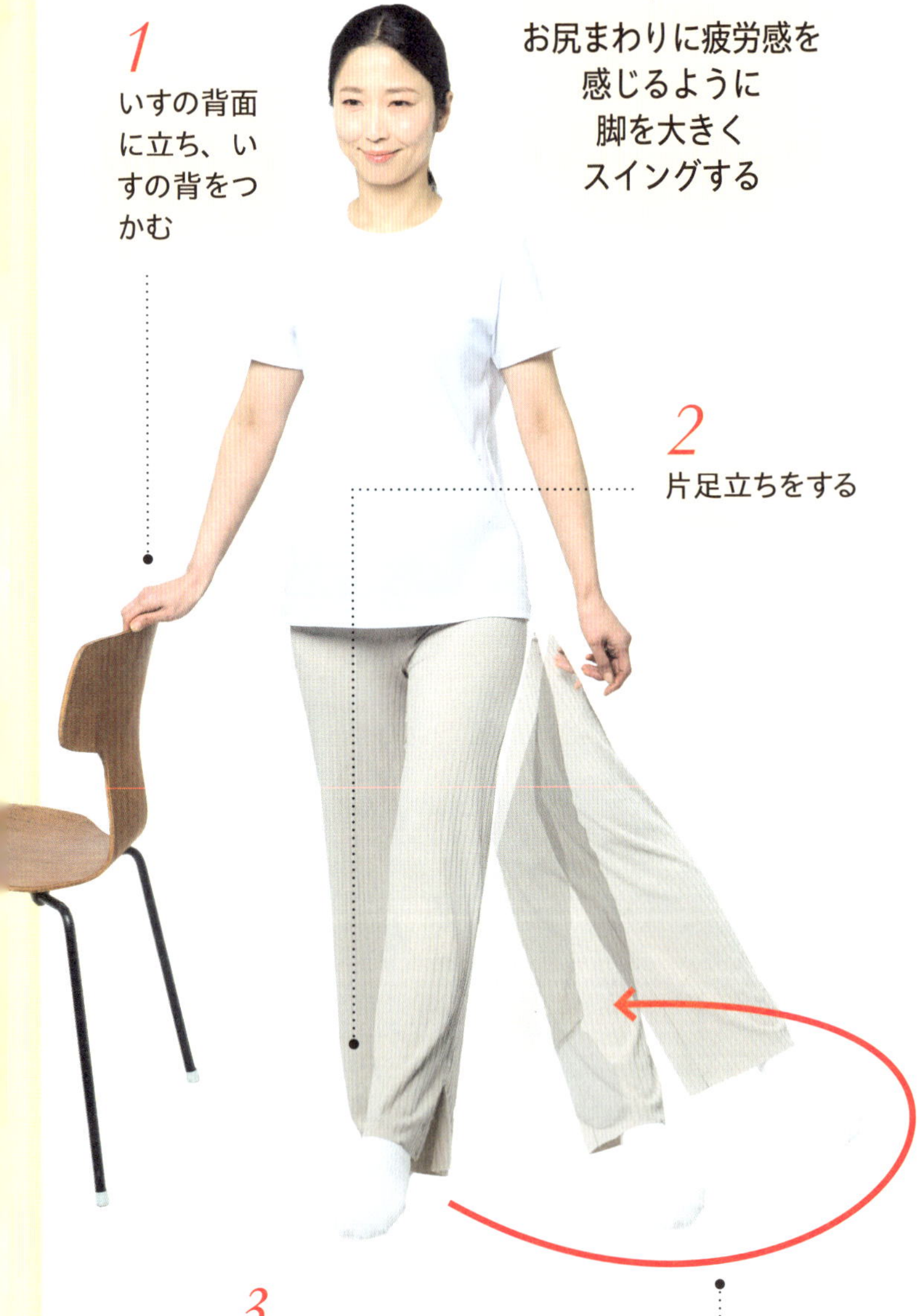

1
いすの背面に立ち、いすの背をつかむ

2
片足立ちをする

3
浮いている脚を大きく円形にゆったりとスイングする

目安

1回30秒×左右3回

イエローゾーン

18 足踏みデュアルタスクトレーニング

脳トレと体操を一緒にできて一石二鳥

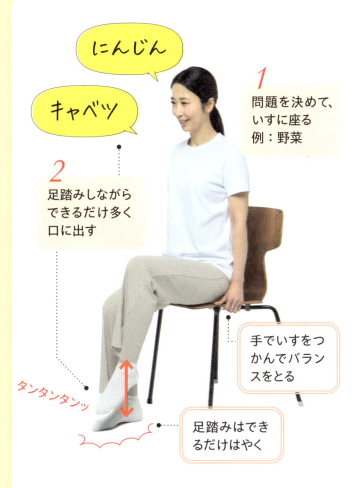

1 問題を決めて、いすに座る 例：野菜

2 足踏みしながらできるだけ多く口に出す

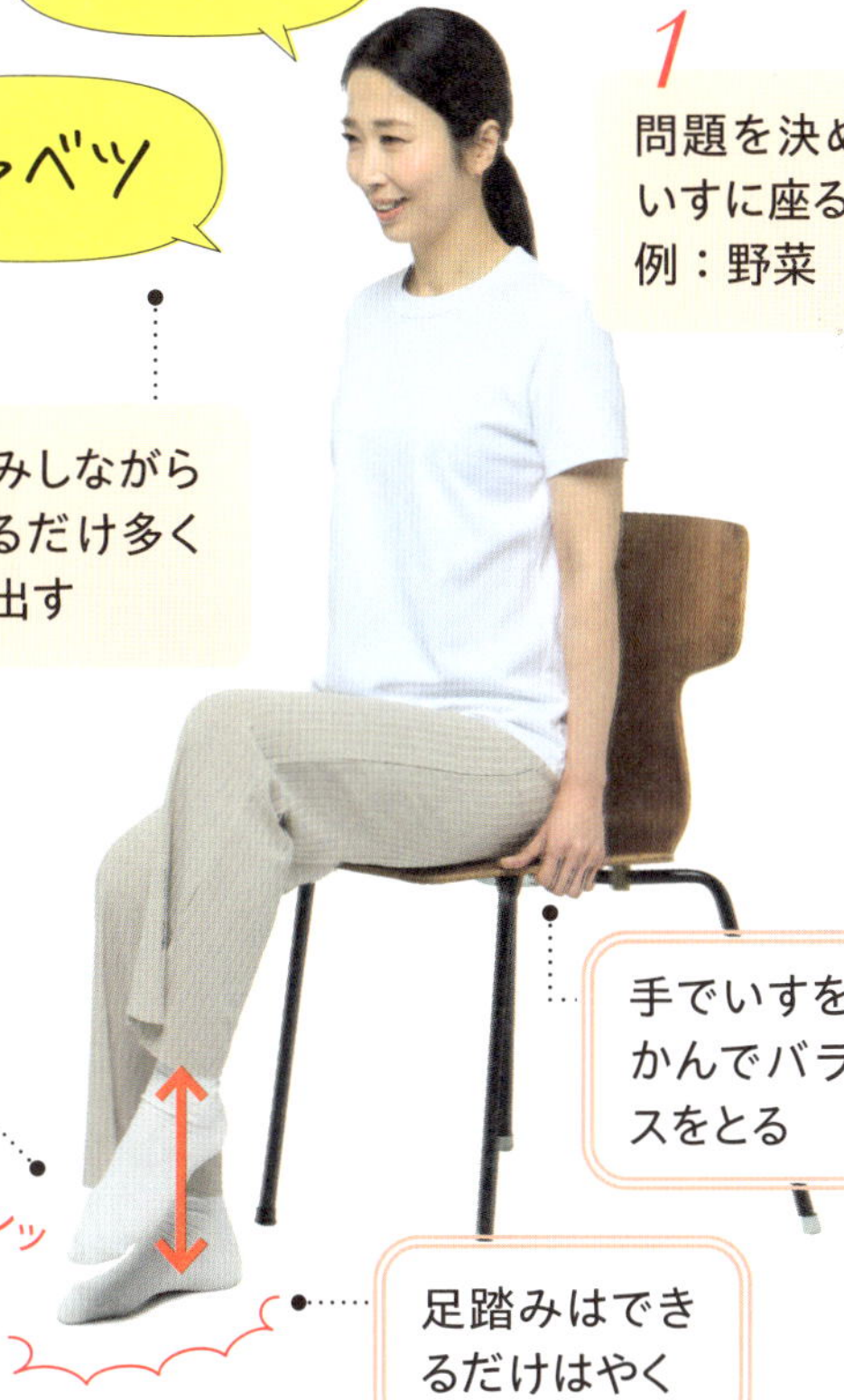

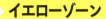

にんじん
キャベツ
手でいすをつかんでバランスをとる
タンタンタンッ
足踏みはできるだけはやく

問題はどうやって設定するの？

答えをパッと思いつけて、
たくさんの答えがある問題ならなんでもOK
問題を考えること自体も、脳の体操になりますよ！

問題の例

- ☐ **野菜の種類**をできるだけ多く口に出してください
- ☐ **都道府県**をできるだけ多く挙げてください
- ☐ **しりとり**をしてください

目安

1セット5秒
×10セット

グリーンゾーン

19

開脚スクワット

脚とお尻の筋肉に効果バツグンの万能トレーニング

目安

10回
×左右3セット

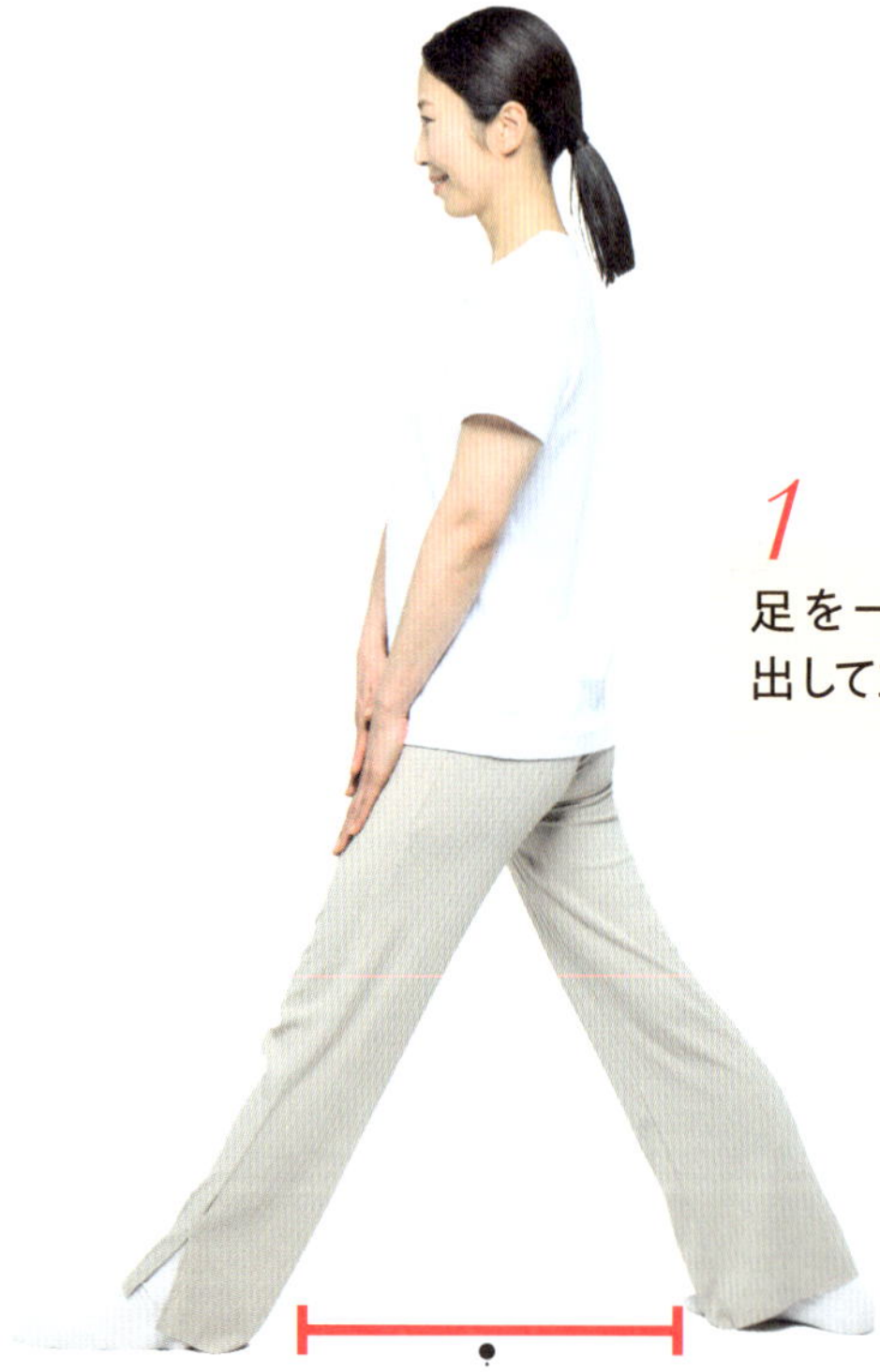

1
足を一歩前に
出して立つ

幅が広いほど
負荷アップ

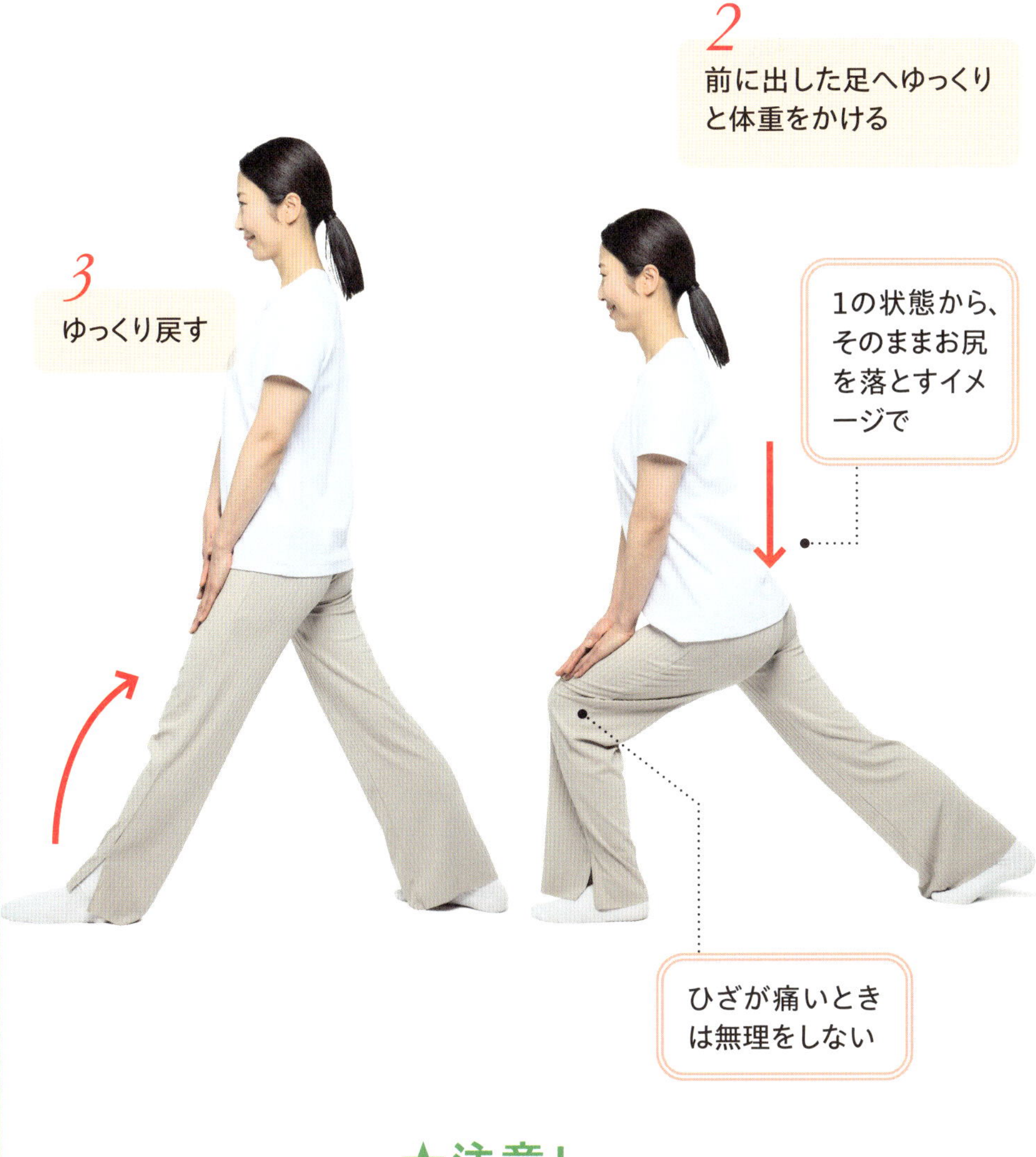
2
前に出した足へゆっくり
と体重をかける
3
ゆっくり戻す
1の状態から、
そのままお尻
を落とすイメ
ージで
ひざが痛いとき
は無理をしない

★注意!

**2で重心が変わったときに
バランスを崩しやすいです**

グリーンゾーン

20 継ぎ足ウォーキング

室内のちょっとした移動を活用してバランス力アップ

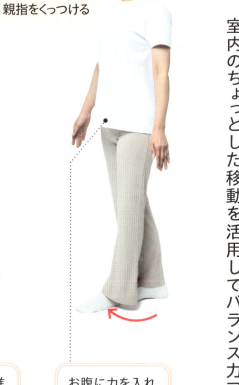

1

左右どちらかの足を前に出し、出したほうのかかとと後ろ足の親指をくっつける

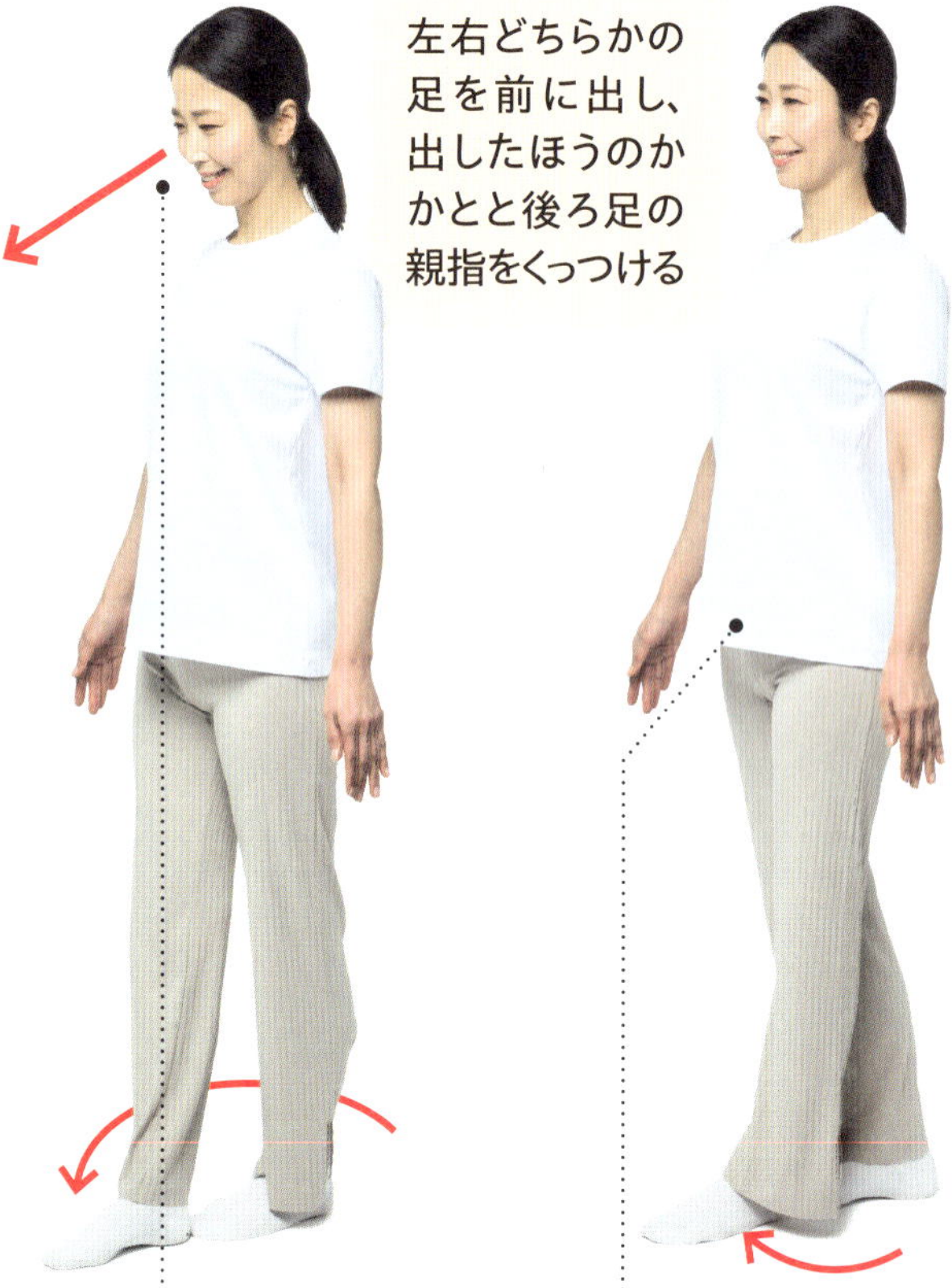

足を動かすときは進む方向を見ながらバランスをとる

お腹に力を入れて体幹を意識

目安

5m2往復

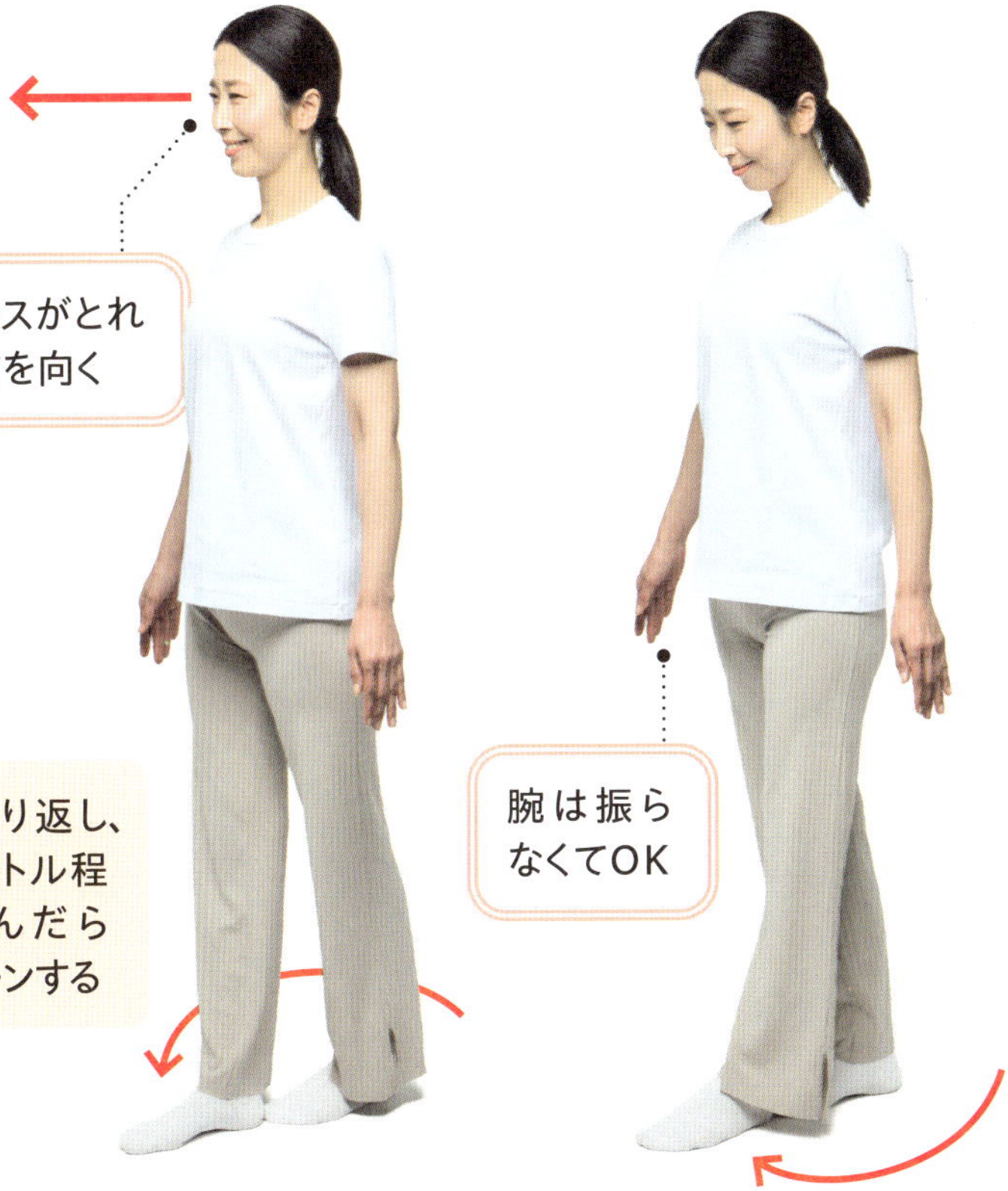
バランスがとれ
たら前を向く
腕は振ら
なくてOK

2

1を繰り返し、5メートル程度進んだらUターンする

効果アップ！ 足をまっすぐそろえるようにすると、よりバランス力が鍛えられます

【難易度】

易しい ←→ 難しい

左右のかかとと
親指を少しだけ離す

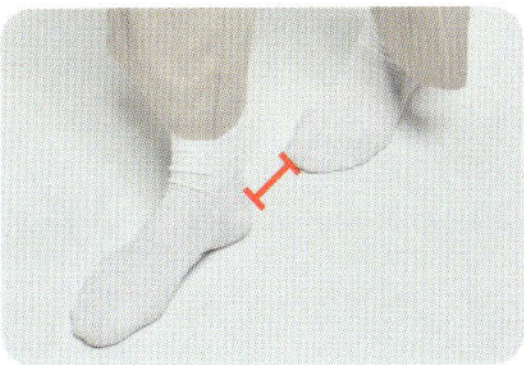

左右の足の内側を
中央の線に合わせる

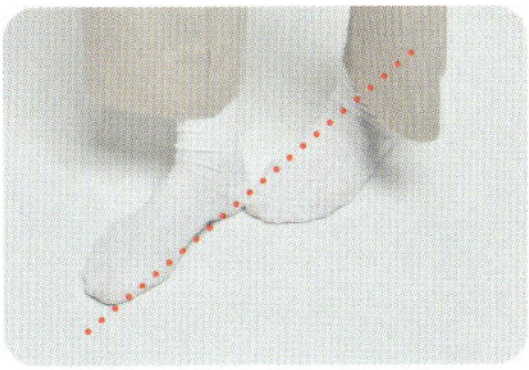

足をまっすぐそろえる

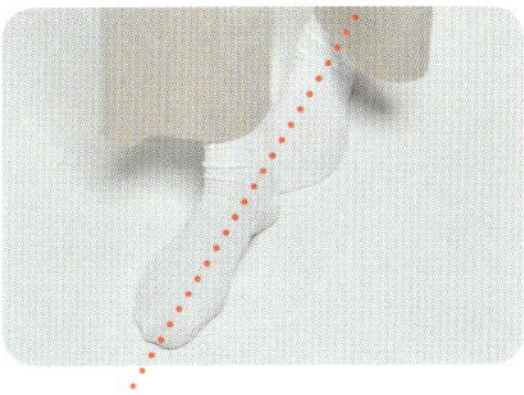

グリーンゾーン

21

前後ステップ デュアルタスクトレーニング

「歩きながら」に慣れる実践的な転倒予防

目安

1回60秒
×3セット

1
まっすぐ立つ

2
右足を出すと同時に問題に答える

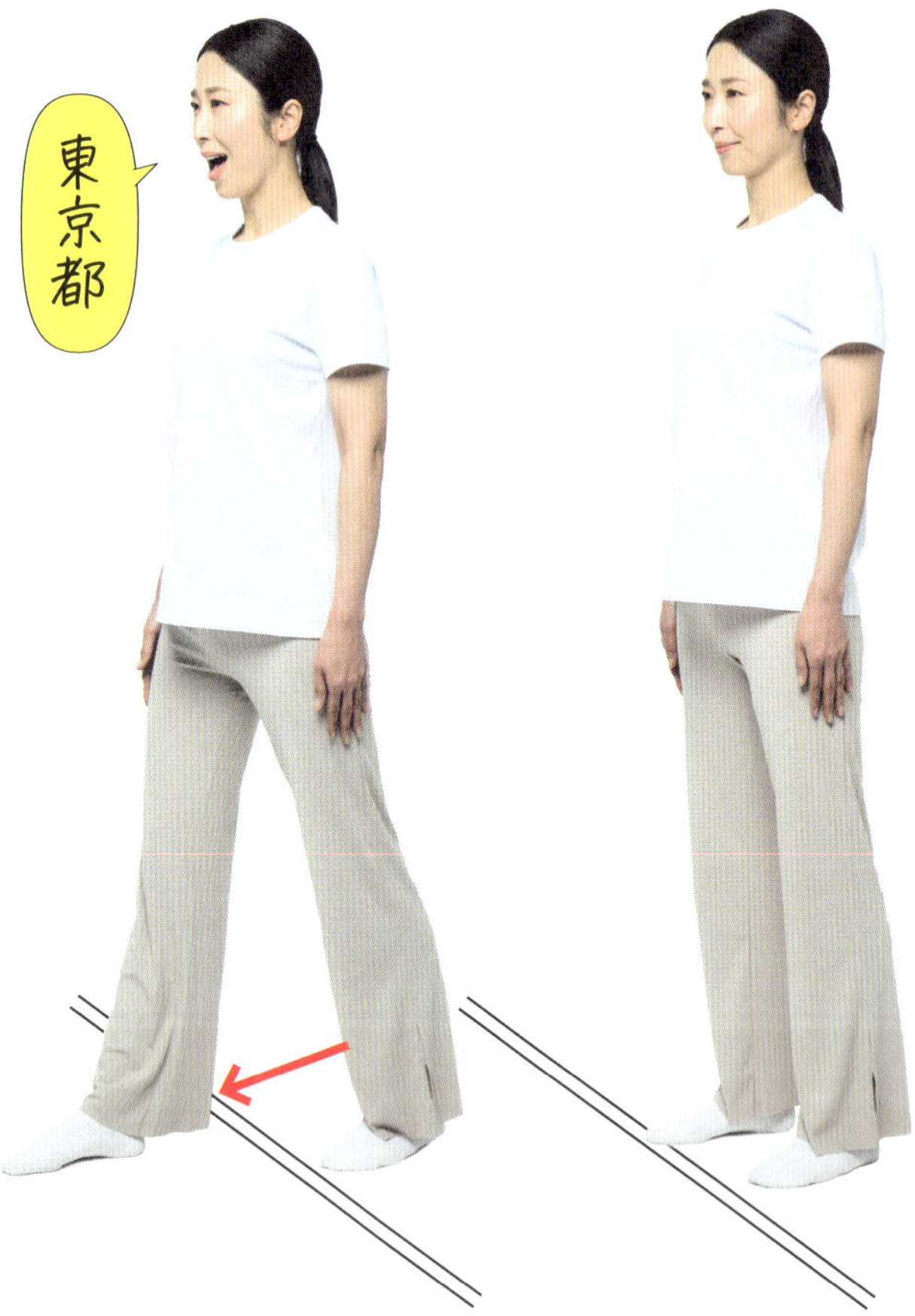

デュアルタスクってなに？

「お味噌汁の入ったお椀を持ちながら食卓まで歩く」のような、2つのことを同時にすることを、専門用語で「デュアルタスク」と呼びます。

デュアルタスクが難

しくなると転倒のリスクが上がることがわかっているので、トレーニングをすることで鍛えましょう！

3
左足を右足にそろえる

4
右足を後ろに戻す

5
左足を再び右足にそろえ、1～4を繰り返す

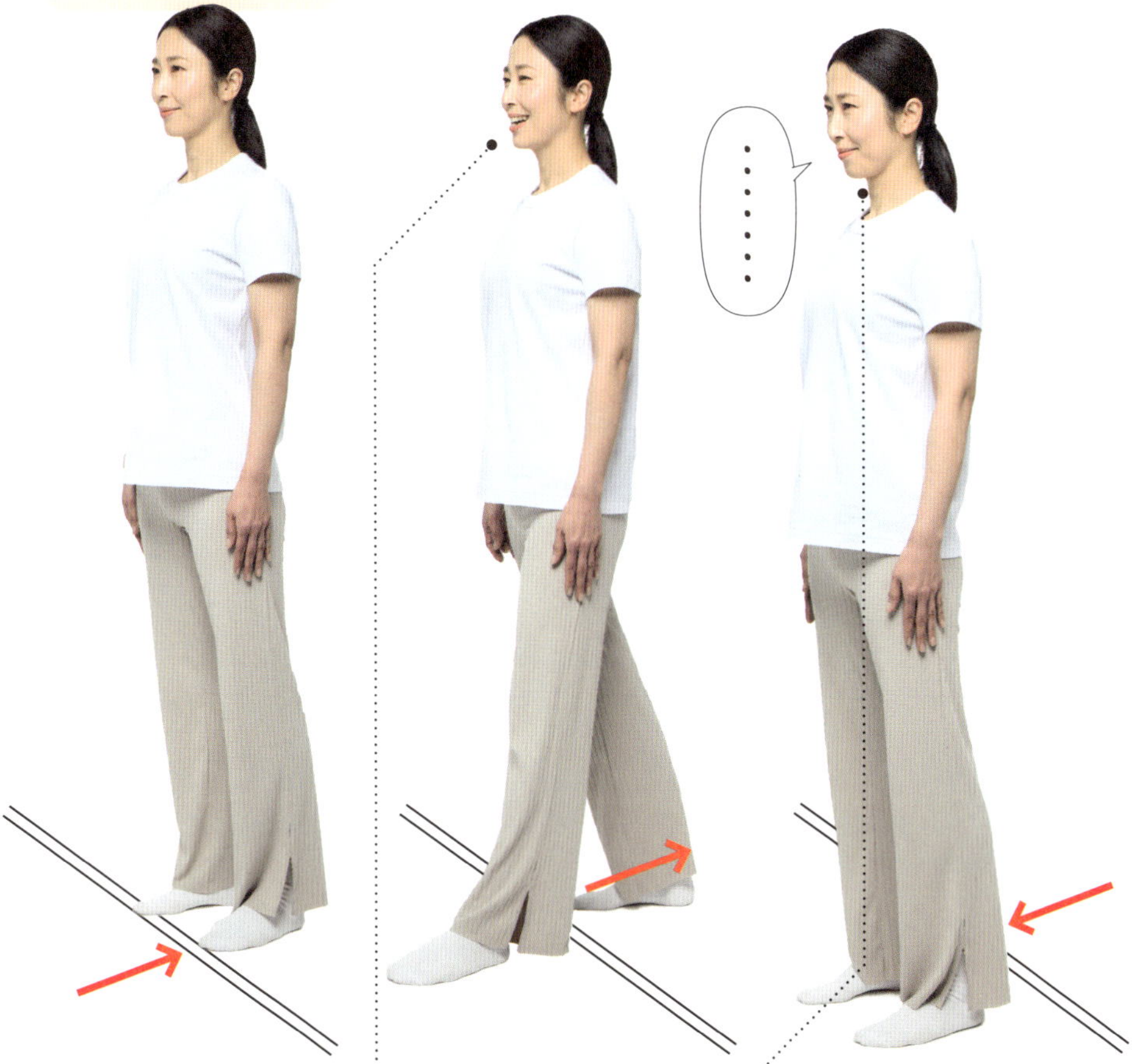

足を後ろに戻すときには問題に答えなくてもOK

足をそろえるときには問題に答えない

コラム

健康寿命が「のびる食事」と「のびない食事」

健康寿命をのばすためには、運動だけでなく食事も大切です。詳しくは第3章をご覧いただきたいのですが、健康寿命をのばすためには欠かせない栄養素が「たんぱく質」です。

サルコペニア（64ページ参照）の方とサルコペニアではない健康な方の食事を比較すると、明確にたんぱく質の摂取量に違いがあった、という研究成果があります。

下の2枚の写真は、実際の研究で比較されていた食事の再現です。見比べてみると、ぜんぜん違うことがよくわかりますね。

たんぱく質が豊富に含まれている納豆は、みなさんもよく召し上がられると思います。でもこれだけでは不十分なんです。

たとえば、味噌汁の具材を増やしたり、ハムエッグやサラダを追加することで、食材数もたんぱく質も増加した素敵な食事になります。

健康寿命がのびる食事
（食材数：18）

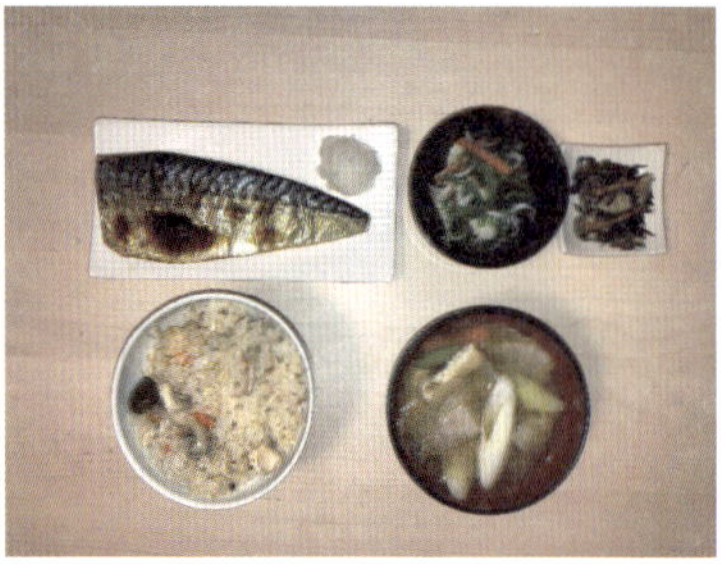

健康寿命がのびない食事
（食材数：4）

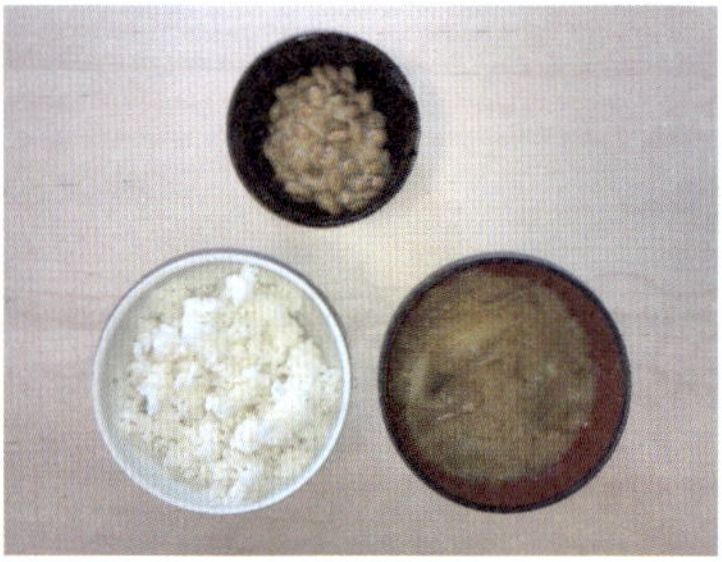

第3章

何歳になっても自力で健康寿命をのばしてイキイキ長生き

筋肉の減少は、対策できる身体の変化

ここまでは、健康寿命をのばすには転倒予防が大切なこと、そして一生転ばずに健康寿命をのばすための体操をご紹介しました。

しかし、たとえ転倒のような明確なきっかけがなくても、加齢に伴って筋肉の量は減少していきます。

こうして筋力が低下した状態を、医学用語で**「サルコペニア」**と呼びます[9]。

加齢に伴って筋肉の量が減るのは、じつは人間としてある意味自然なことです。だから、私はこの「サルコペニア」という言葉をはじめて聞いたときには、「なぜ、当たり前の現象なのにわざわざ特別な名前をつけるんだろう?」という違和感を覚えました。

でも、今はこのように考えています。

「筋肉については、自分の努力によって維持する、あるいは減少のスピードをゆるやかにすることができる。だから、サルコペニアという言葉の背景には、その筋肉を維持するための対策をしなさい、というメッセージがあるのだろう」

加齢に伴う身体の変化にはいろいろありますが、「対策できるもの」と「対策できないもの」に分かれます。たとえば「白髪」などは一度なってしまうと、自分の力で黒髪に戻すのは難しいものです（白髪染めはできますが）。

そのなかで、**筋肉の減少というのは間違いなく「対策できる」身体の変化**です。かつ、対策をとることで得られるメリットは非常に大きなものがあります。

だから、「サルコペニア」という言葉を耳にしたら、**「筋肉の減少は、自分で防ぐことができる身体の変化なんだ」**とポジティブに受け止めるようにしましょう。私もそのようにとらえています。

そのサルコペニア、すなわち加齢に伴う筋肉の減少は、そもそもどういう仕組みで起こるのでしょうか？

私たちの筋肉は、じつは身体の中で毎日のようにつくったり、こわしたりを繰り返しています。筋肉をつくることを「合成」、こわすことを「分解」といいます。

通常は、この「つくる」と「こわす」のバランスがほぼ均一に保たれていますが、毎日トレーニングを続けていたら、「つくる＞こわす」になり、筋肉は大きくなります。反対に、布団からぜんぜん動かないような生活をずっとしていたら、「つくる＜こわす」になり、筋肉は小さくなっていきます。

加齢に伴って身体にはさまざまな変化が生じ、この「つくる」と「こわす」のバランスが少しずつ崩れやすくなります。[10] つまり、だんだんと「つくる」量が少なくなり、逆に「こわす」量が増えていき、通常の状態が「つくる＜こわす」になるのです。

この筋肉の「つくる」と「こわす」の回転のスピードは意外と速く、約2カ月たつとほぼ完全に入れ替わってしまうと言われています。つまり、今日の力こぶを形づくっている筋肉は約2カ月後には完全になくなっていることになります。[11]

だから、ふだんから身体を動かしていないと、あっという間に筋肉量は落ちていきます。

逆に言うと、**トレーニングさえ習慣化しておけば、その効果は十分に表れます**。その意味でも、**筋肉量減少というのは「対策できる加齢変化」**なのです。

筋力の衰えをざっくり把握する簡単１分セルフチェック

「自分の筋力は、どれだけ衰えているんだろう……」

ここまで読み進めて、そう気になった方のために、筋力やバランス機能の衰えをセルフチェックする方法を２つご紹介します。

①５回立ち上がりテスト

１つ目は「５回立ち上がりテスト」です。このテストでは、脚の筋力の状態をチェックします。

簡単1分セルフチェック

5回立ち上がりテスト

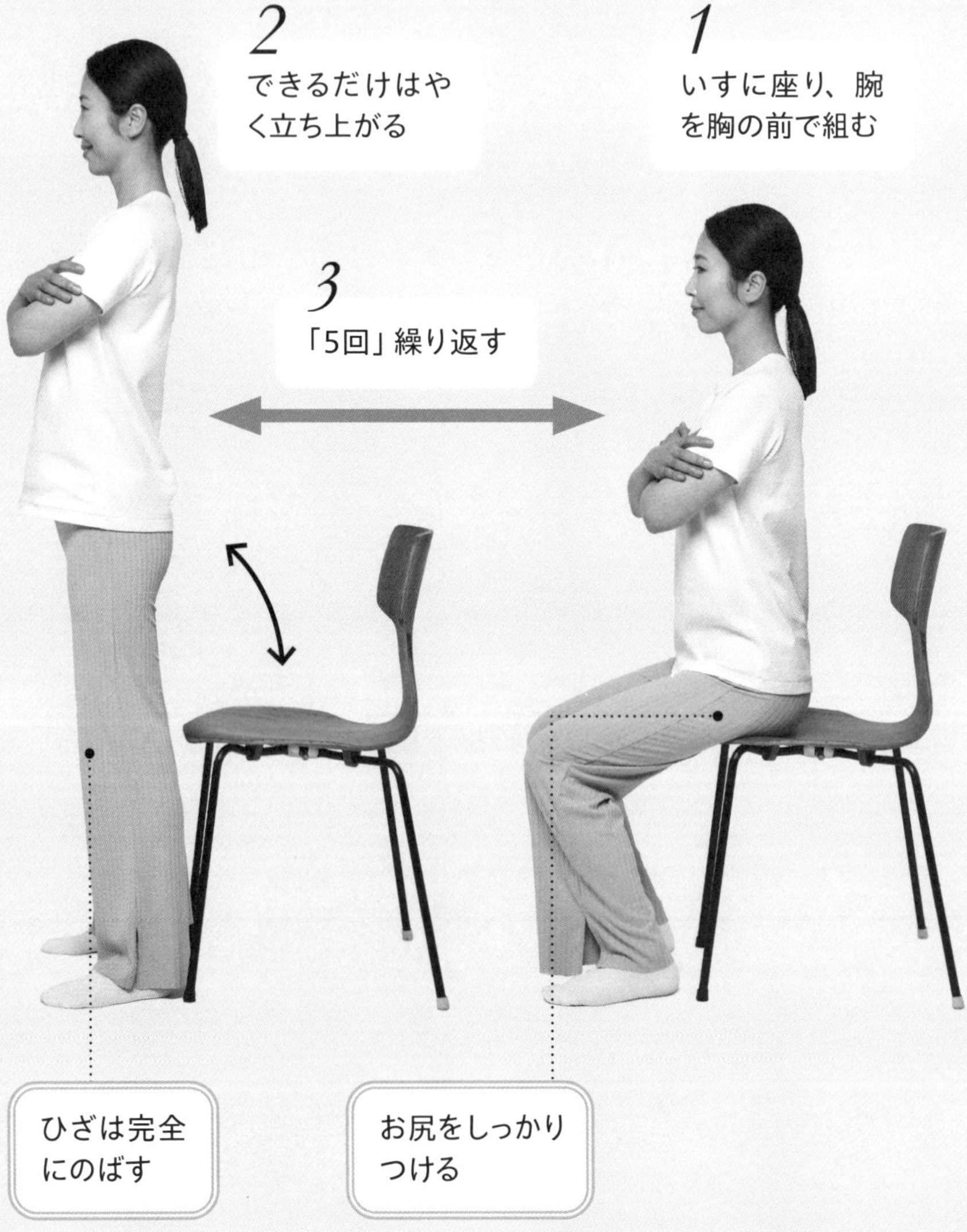
1
いすに座り、腕
を胸の前で組む
2
できるだけはや
く立ち上がる
3
「5回」繰り返す
ひざは完全
にのばす
お尻をしっかり
つける

●計測方法

①いすに座り、腕を胸の前で組む
②その姿勢からできるだけはやく立ち上がる
③①と②を５回繰り返すのにかかった時間を計測する

５回立ち上がりテストにかかった秒数が長くなればなるほど、転倒発生割合はどんどん高まります。**「５回立ち上がるまでに10秒かかったか」を目安にしましょう。**10秒以上かかってしまった場合、脚の力が弱りはじめているサインになります。

②片脚バランステスト

２つ目は「片脚バランステスト」です。このテストでは、あなたのバランス力をチェックします。

●計測方法

①片脚立ちする

②片脚立ちをはじめてから、
・上げた足が床につく
・上げた足が軸足に触れる
・軸足の位置がずれる
・手が壁や物に触れる
までの時間を計測する

片脚立ちができる秒数が短い人ほどバランスをとる能力が低下しており、転倒の確率が高まることがわかっています。

目安になるのはこちらも10秒です。両脚ともに片脚立ちを10秒以上続けられなかった方は、バランスを崩して転倒してしまう可能性がより高いので、注意が必要です。

簡単1分セルフチェック

片脚バランステスト

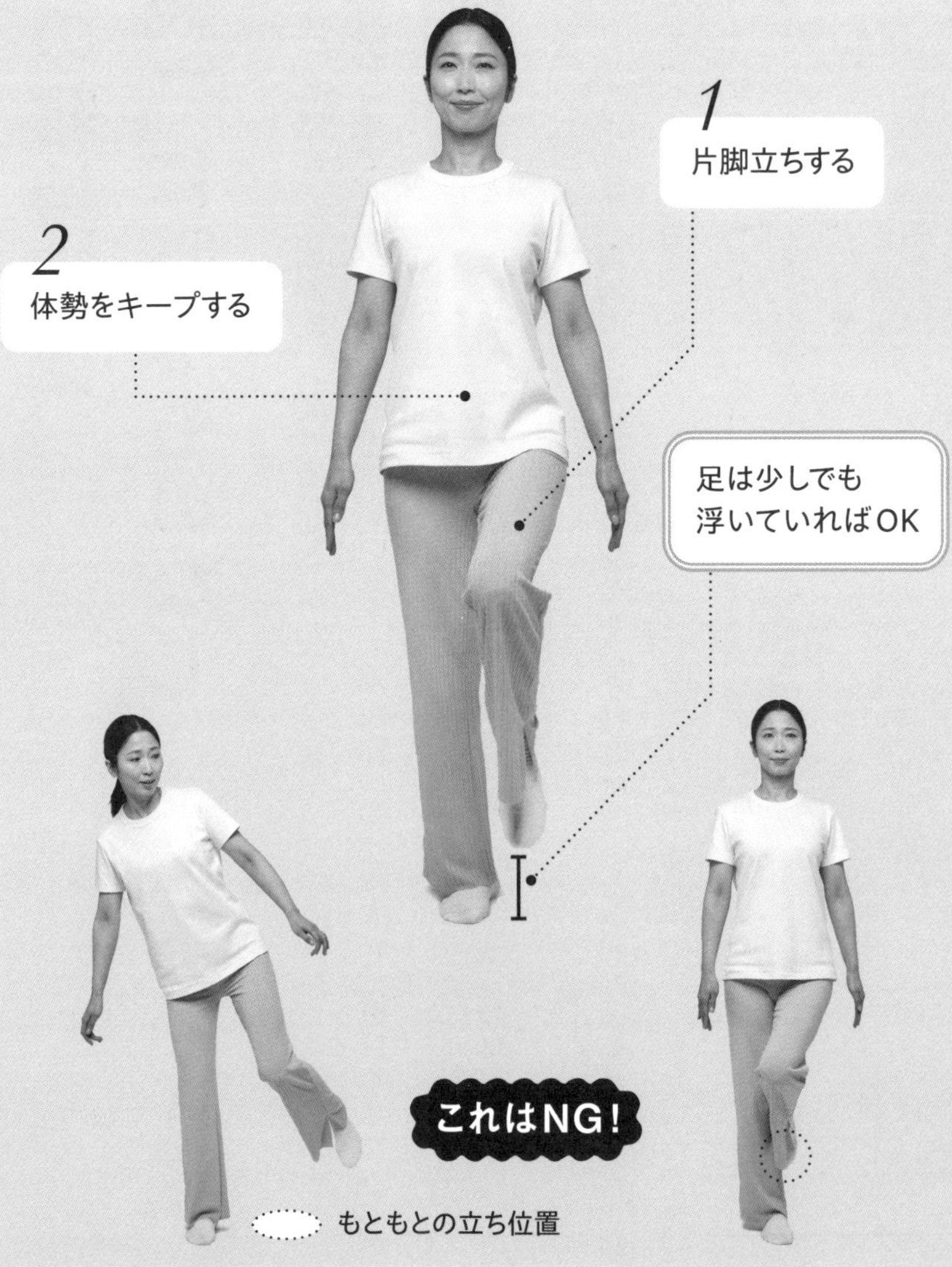
1
片脚立ちする
2
体勢をキープする
足は少しでも
浮いていればOK
これはNG!
もともとの立ち位置

✕ バランスを崩して
軸足が地面から離れる

✕ 上げた足が
軸足に触れている

肉体の維持には「継続」に勝るものなし

本書でご紹介した体操は、**「続けること」**がなにより重要です。最近の研究で、「負荷」だけでなく「回数」も筋肉量の維持に大きく貢献することがわかってきました(12、13)。

負荷を少し落としたとしても、そのぶん回数をたくさんすれば、高い効果が得られるのです。

筋トレを行う際、筋肉にある程度の負荷をかけなければならない、といわれますが、筋肉量の落ちた高齢者が、筋肉に高い負荷をかけるのは大変なことです。安全面を考えると、ムリに負荷の高い筋トレをする必要はありません。

それより、負荷を落としてもいいので、なるべく回数を重ねた反復運動を行うことが、運動の効果を高めます。

◎運動の効果はサボるとすぐになくなってしまう

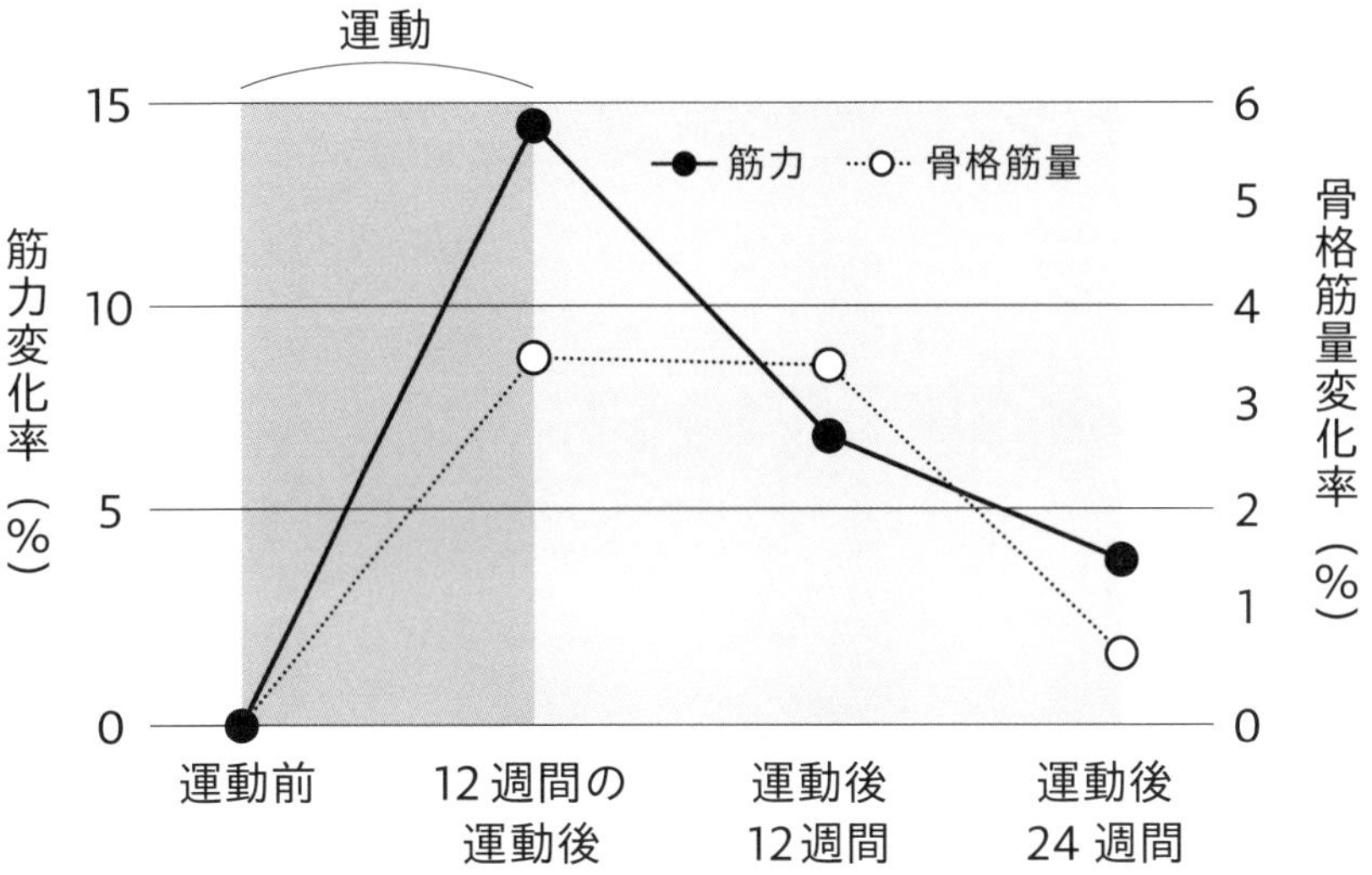

出所：「参考文献リスト」15, 16, 17より著者作成

高齢の方に運動を12週間続けてもらい、それから12週間後と24週間後に運動の効果がどれぐらい持続しているかを観察した研究があります。

運動の効果は12週間でどんどん上がっていったのですが、ひとたび運動をやめるとその効果はとたんに落ちていき、24週間たったらほとんど運動をはじめる前に戻ってしまったのです[14-16]。

この結果を見ても、運動が一時的にがんばればいいものではなくて、継続してはじめて意味があることがおわかりだと思います。

「同じ体操メニューを繰り返して、効果は落ちないのでしょうか？」という質問を受けることがあります。じつはこの質問、お答えするのがとても難しい質問なんです。

高齢者の場合、なにもしないと、どんどん身体機能が落ちていきます。本書でご紹介した運動は、その落ち幅をできるだけ小さくするためのものです。別の言い方をすると、**筋力が落ちていたとしても、その変化が小さければ、効果があったと言える**のです。

そのなかで、「効果が落ちているかどうか」を判断するのは至難の業で、これが先ほどお答えするのが難しいと申し上げた理由です。

運動継続「4つの秘策」

「続けることが重要」とはいっても、運動習慣のない人、運動ぎらいの人にとって、運動を続けることは言うほど簡単ではないことは、私も重々理解しています。

では、どうすれば続けられるか？　私が大事だと考えるポイントは、次の4点です。

①誰かと一緒に運動する
②決まった時間に運動する
③運動を「見える化」する
④定期的に休む

運動は「誰かと一緒にやる」と長続きしやすい

1つめのポイントは「①誰かと一緒に運動する」です。

ひとりで手軽にはじめられる運動として第2章の体操をご紹介しましたが、できることなら**ほかの誰かと一緒に行うのが継続につながります**。

ひとりではおっくうな運動も、2人、3人で行えば、お互いに支え合い、励まし合いながら続けることができます。また、運動する日にちを約束していれば「自分が休もうと思ったら迷惑になるよね」と、ほどよいプレッシャーにもなります。

タイミングを決めて運動のスイッチを入れよう

2つめのポイントが「②決まった時間に運動する」です。

では、誰と行うのがよいか。身近なところでは夫婦どうしが思い浮かびます。それでももちろんいいのですが、私が多くの高齢者の方から話を聞くと、夫婦という関係は近すぎるがゆえに、「なあなあ」になるケースが多くみられるそうです。

たとえば「今日は暑いからウォーキングをやめようか」と奥さんが言えば、ご主人も「まあ、そうだな」とつい応じてしまう、といった具合です。

私がおすすめするのは「ご近所の友達」です。他人どうしであれば、「今日は暑いな。あまり出歩きたくないな」とおっくうに感じても、約束したとなれば「でも、予定どおり行かないといけないよな……」となる。

他人どうしだからこそ、親しい中にもほどよい緊張感があるのです。

「毎日、15時になったらウォーキングに行く」

「晩ご飯を食べたら体操をする」

「歯磨きをし終わったら筋トレする」


このように、**1日の中で運動する時間を決めておく**のです。

また、時間で決めなくても、次のように、日常生活のルーティーンに紐づけて決めておくのもいいでしょう。

実際、私がお会いした方の中には、こんな方がいました。

「私は、毎日10時と15時になったら必ずコーヒーを飲みます。そのときに、電気ポットでお湯をわかします。その、お湯をわかしている間にスクワットをするようにしています」

電気ポットのスイッチを押すことが、自分の運動に対する「スイッチ」でもあるんです、とその方は言っていました。ナイスアイデアですね！

決まった時間に運動する際には、ひとつ心がけてほしいことがあります。それは、**運動すると決めたら、できるだけ運動のみに集中する**ことです。

日常の動作をしながら運動する「ながら運動」という考え方があります。

運動に抵抗のない人であれば、日常生活と並行しながらうまく「ながら運動」を取り込むことができるのですが、運動の習慣がなかった人の場合は歯磨きやテレビなどと並行して運動するのが苦手な人もいます。

その場合はむしろ、時間やタイミングを決めて、いったん運動モードに切り替えたほうが続けやすいと考えています。

「電気ポットのスイッチ」のように、「よし、運動しよう」という「スイッチ」を入れることが大事なのです。

その「運動モード」に切り替える「スイッチ」は、人それぞれ。いろいろ試しながら、ご自身のベストな「スイッチ」を見つけてみてください。

カレンダーに書き込んで運動を「見える化」

3つめのポイントは、「③運動を『見える化』する」です。**その日の運動した記録を、カレンダーに書き込んで、家の見えやすいところに置いておく**のです。

たとえば、第2章でご紹介した体操をもとに、ご自身に合った体操メニューを決めたとします。

「今日はすべてのメニューをやった」のであれば、カレンダーに二重丸をつけます。「今日はメニューのうちひとつの体操しかできなかった」場合は丸をつけます。

ここで大事なのは、**少しでも運動ができたのなら自信をもって丸をつける**ことです。

もちろん、すべてのメニューをこなすことが理想ですが、それができなかったとしても、運動に取り組もうと重い腰を上げて、少しでも運動した自分を認めてあげるのです。

この「見える化」を続けていくと、たいていの人はカレンダーがスカスカに空くのがイヤなので、「せめて1回はやろう」という気持ちがわいてきます。そうすると、カレン

◎カレンダーに書き込んで運動を「見える化」する

月	火	水	木	金	土	日
			6/1 ○	6/2 ◎	6/3	6/4 ○
6/5 ◎	6/6 ○	6/7 ◎	6/8	6/9 ◎	6/10 ○	6/11 ○
6/12 ○	6/13	6/14 ○	6/15 ○	6/16	6/17 ◎	6/18 ○
6/19 ○	6/20 ◎	6/21 ○	6/22 ◎	6/23	6/24	6/25 ◎
6/26	6/27 ○	6/28 ◎	6/29	6/30 ○		

○少しでも運動をした日
◎しっかりと運動ができた日

ダーにだんだん丸が増えます。

それを見て、今度は「いや、でも、週に2回ぐらいは二重丸がほしいよな」と欲が出てきて、二重丸が徐々に増えていくのです。

このように、自分の欲をうまくかき立てる効果が、「見える化」にはあります。

同様に、ウォーキングの場合は、アプリや歩数計などで計測したその日の歩数をカレンダーに書き込んでいきましょう。

「アプリには自動で歩数が記録されるので、わざわざ書き込まなくてもいいのでは？」と思うかもしれませんが、書くことは1日の振り返りにもなります。

たとえば、夜、就寝前に「今日は何歩歩

いたかな？」と振り返りながら、カレンダーに歩数を書き込む。

そのような振り返りの時間を1日の中に設けておくことも、運動を続けるうえで大切なポイントです。

なお、これはあくまで運動習慣がない方に対するアドバイスです。運動習慣がすでに備わっている場合には、アプリの確認のみでも（もしくはそのような管理がなくても）まったく問題ありません。

運動を続けるために、あえて「休む」大切さ

最後のポイントは、「④定期的に休む」です。「これまでのポイントと矛盾するじゃないか」と思われるかもしれませんが、じつは**運動を続けるために、「休むこと」はとても大切なポイントなんです**。

365日、毎日運動を続けるのは至難の業です。朝、起きてすぐに「今日は運動を休み

たい！」と感じる日が必ずやってきます。

そんなとき、休むことをとくに意識していないと、「今日は気分が乗らないから休日にしよう」と、その時の気分で休みの日をつくってしまいます。

これこそが、運動の継続を難しくする落とし穴になっていきます。

気分が乗らないからといって休んでしまうと、「いつ休んでもいい」と考えるようになります。すると、だんだんと休みの日が増え、いつの間にか運動をしていないことが日常になってしまうのです。

運動を続けている方にとって、休みの日は、いわばごほうびです。

たとえば、「月曜日は休む」と決めていれば、月曜日が楽しみになり、「そこまではがんばろう」という気持ちになります。

そして、ついに月曜日がやってくると、「今日は休みだ！」と気持ちよく休むことができるのです。

「今日は気分じゃないから休む」のような、なんとなく後ろ髪を引かれるような休み方は、「休み」ではなく「さぼり」のように感じてしまいます。これではせっかくの休日がもったいないです。

休みをあえて計画的にとることで、思いっきり休むことができ、リフレッシュした気持ちで運動を続けることができるのです。

朝一の「ラジオ体操」だけでも身体は元気に動き出す

じつは、第2章で紹介した体操のほかに、「誰でも知っていて、ひとりでもできる効果的な運動」が存在します。

それは**「ラジオ体操」**です。ラジオ体操も、知らない人がいない、誰かに教わらなくてもはじめることができる運動です。

意外にも、**ラジオ体操は、そこそこ強い負荷が得られる運動**です。

「ラジオ体操第一」は、バレーボールや卓球、アクアビクスと同じぐらいの運動負荷だと言われています。さらに、「ラジオ体操第二」になると、バドミントンやフラダンスとかフラメンコと同じぐらいです。

もちろん、これらのスポーツとは行う時間は異なりますが、運動の負荷で比較すればけっして軽視できないのです。

これまでの研究でも、**ラジオ体操が身体機能や精神機能の維持に効果がある**ことがわかっています。[17,18]

このラジオ体操を定期的に行うことによって、筋トレのように目に見える効果は得られないかもしれないけれど、少なくとも筋肉量や体力の低下を緩やかにする効果は得られます。

第4章

「食事」と「習慣」を整えて、長い人生をいつまでも楽しむ

健康寿命をのばすにはダイエットよりもとにかく「たんぱく質」

本章では健康寿命をのばす方法のうち、**「食事」**と**「習慣（環境）」**についてお話しします。

まずは「食事」についてです。

健康を維持するためには「栄養」が欠かせません。

一言で栄養、といっても、健康を維持するうえで必要な栄養素はビタミン、ミネラル、脂肪、食物繊維……など挙げればキリがありません。すべてご紹介すると混乱してしまうので、この本では、「筋肉量を維持する」という観点で、ひとつの栄養素にフォーカスしてお話しします。

それが**「たんぱく質」**です。

筋肉量を増やす（維持する）ためには、運動とたんぱく質の摂取が必要になります。言うまでもなく運動は大切ですが、たんぱく質をとることも同等もしくはそれ以上に重要になります。

じつは、若い人と高齢者では、同じ量のたんぱく質を摂取したとしても、その効果が異なります。

若い人と高齢者が同じような運動をしていたとして、若い人はたんぱく質を少しとれば筋肉がつくられやすくなります。対して高齢者のほうは、ある程度たんぱく質をとってもなかなか筋肉がつくられやすい状態になりません。しっかりとたんぱく質をとることで、ようやく筋肉がつくられやすい状態になります[19]。

ここから言えることは、**高齢者のほうが若い人よりもしっかりとたんぱく質をとる必要性がある**ということです。

そして、これまでお話ししてきた運動の効果も、たんぱく質をとることでより高まります。

「運動とたんぱく質の摂取を両方行った人」と「運動のみ行った人」とで筋力の改善率を比べてみると、**運動とたんぱく質摂取の両方を行った人のほうが、筋力の改善率が高まる**ことがわかっています[20]。

「あまり食べすぎはよくないのでは……」と心配する方もいるかもしれませんが、高齢者の場合は、**逆に食べすぎを心配して食が細くなってしまうほうが健康へのリスクは高まります**。

たんぱく質を意識しながら3食欠かさずご飯を食べ、そして合間に運動する。シンプルですが、このことを継続することが、筋肉量の維持につながります。

「色鮮やかでたっぷりの食事」はパワーの源

1日にとるべきたんぱく質の量は、一般的には**体重1キロあたり1グラム**がひとつの目安です。

ただし、すでにサルコペニアになっている人のように、筋肉を増やす必要がある場合は、体重1キロあたり1・2〜1・5グラムと、少し多めにとる必要があります。体重60

キロの人だったら１日に最低72グラム、できれば90グラムのイメージです。

でも、１日に何グラムたんぱく質をとったか、というのは目に見えないのでわかりにくいですよね。では、実際の「たんぱく質がとれている食事」と「たんぱく質が少ない食事」の例を見てみましょう。

62ページのカラー写真をご覧ください。左の写真はたんぱく質をしっかりとれている食事で、右の写真はたんぱく質が不足している食事です。

「えっ、たんぱく質をしっかりとれている人は、こんなに食べているの？」と驚いた方もいると思います。そう、**十分なたんぱく質がとれている方は、そもそも食事の量が多いのです。**

じつは、先ほどの食卓の比較にはもうひとつ特徴があります。**十分なたんぱく質がとれている方の食事には「色」がある**のです。

たんぱく質が多く含まれている食事は、赤や緑の野菜など色鮮やかな食事になる傾向があります。一方、たんぱく質がたりない食事を見ると、「暗い」イメージを抱きます。

「どうして、たんぱく質が十分に含まれていると色鮮やかな食事になって、たんぱく質が不足すると暗い食事になるんだろう?」

私が最初にこの「色」の違いに気づいたとき、気になっていろいろ調べてみました。そこからひとつの傾向が見えてきました。

それは、**色鮮やかな食事は「食材数」が多い**、ということです。たんぱく質が豊富な「色鮮やかな食事」は1日あたり30種類以上の食材が使われています。一方で、たんぱく質の少ない「暗い食事」は、20種類未満、場合によっては5種類程度のこともあります。

たとえば、具だくさんのお味噌汁を食べたとします。お味噌汁に、とうふ、長ねぎ、だいこん、にんじんが入っていたとすると、そのお味噌汁の食材数は「4」です。

当たり前のことかもしれませんが、食材数が増えれば増えるほど、彩りが豊かになるのです。

そしてさらに調べてみると、**食材数が多いほどたんぱく質の摂取量も増える**ことがわかっています。(21)

◎ 食材数が増えるとたんぱく質の摂取量も増える

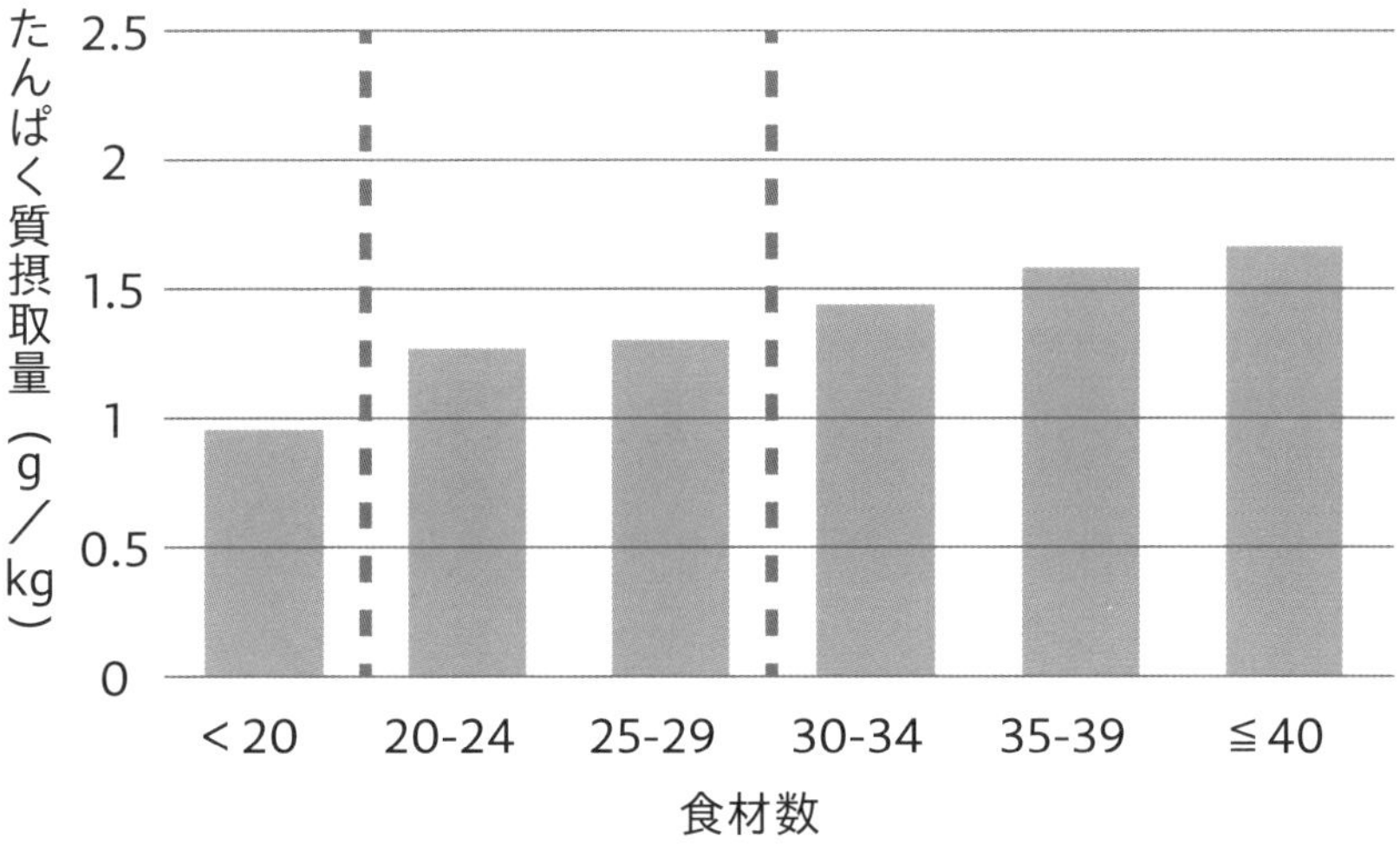

出所：「参考文献リスト」21より引用

食材数が多いからといって、たんぱく質が少ない食材に食事がかたよることはまれで、食材数が増えるほどたんぱく質を含む食材も増えることが普通です。

その意味で食材数というのは、１日に必要なたんぱく質の量を知るうえでわかりやすい目安になります。

私は、講演などでお話しする際、「１日に食べる食材数は、理想は30種類、最低でも20種類はクリアしましょう」と言っています。

「１日30種類」という目安は、じつはかなり意識して食事をとらないとクリアが難しい数字です。それでも、たんぱく質を豊富に含む食材はたくさんあります。がんばって意識して実践してみてください。

この「食材数」の目安がすぐれているのは、「目に見えて、数えられる」という点にあります。

「たんぱく質を90グラムとりましょう」と言われても、運動のように「1時間歩いた」「スクワットを10回やった」などと数えることが難しいのが実際です。

また、筋力や体力の衰えは、階段の上り下りや歩くスピードなどで体感的にわかりますが、たんぱく質の不足というのは日常生活の中では把握しにくいものです。

そこで、食材数をおおまかな目安とすることで、「今日は10種類しか食べていなかった。明日はもっと種類を増やそう」と、日ごろの食事においてたんぱく質がたりているかどうかを意識づけすることができるのです。


では、実際にどのような食事をとればよいのでしょうか。

次の表はたんぱく質が豊富な食材をまとめたものです。これらの食材を日ごろからメニューに取り入れるようにしてみましょう。

◎ 主要食品のたんぱく質含有量

食品	たんぱく質量の概算	備考
豚肉・牛肉・鶏肉100g	約 20 g	100 gあたりのたんぱく質量：豚もも肉19.5 g、牛もも肉19.2 g、鶏むね肉21.3 g
さけの塩焼き	約 25 g	100 gあたりのたんぱく質量：29.1 g
卵1個	約 6 g	100 gあたりのたんぱく質量：12.2 g
牛乳1杯	約 7 g	100 gあたりのたんぱく質量：3.3 g、1杯200 gとして換算
納豆1パック	約 8 g	100 gあたりのたんぱく質量：16.5 g
白米1杯	約 4 g	100 gあたりのたんぱく質量：2.5 g、1杯150 gとして換算
プロセスチーズ1枚	約 4.5 g	100 gあたりのたんぱく質量：22.7 g、1枚20 gとして換算

出所：「参考文献リスト」22より著者作成

プリンやどら焼きもＯＫ！「おやつ」でおいしくたんぱく質補充

食事とは少し異なりますが、「間食」も気になるところ。食べすぎないように気にしている人、逆にやめられなくてつい食べてしまう人、いろいろいると思います。

でも、「たんぱく質をたくさんとる」という観点から見ると、**間食も心がけ次第で、たんぱく質を補ういい機会**になります。

卵、乳製品、大豆など、たんぱく質が豊富に含まれる食材を使っているおやつは、プリン、ソフトクリーム、どら焼きなど、世の中にけっこうあるのです。

私がよく高齢者の皆さんにお伝えしているのは、**「買い物に行くときに、スーパーで栄養成分表示をよく見るようにしてください」**ということです。自分の目で確認して買うようにしましょう、と呼びかけています。

同じプリンでも、どうせ食べるならたんぱく質の多いものを選びましょう。

◎ じつはたんぱく質が豊富に含まれるおやつ

食品	たんぱく質量の概算	備考
クリームパン1個	約 8 g	100 gあたりのたんぱく質量：7.9g
あんパン1個	約 6 g	100 gあたりのたんぱく質量：6.8g
カスタードプリン1個	約 5 g	100 gあたりのたんぱく質量：5.7g
どら焼1個	約 4 g	100 gあたりのたんぱく質量：6.6g
ホットケーキ1枚	約 4 g	100 gあたりのたんぱく質量：7.7g
ミニようかん1本	約 2.2 g	100 gあたりのたんぱく質量：3.6g、1本60gとして換算
ソフトクリーム1個	約 5 g	100 gあたりのたんぱく質量：3.8g、1個130gとして換算
ベイクドチーズケーキ1個	約 7 g	100 gあたりのたんぱく質量：8.5g、1個80gとして換算

出所：「参考文献リスト」22より著者作成

「朝・昼・夕」の食事の量を均一にしよう

では、ふだんの食事の中でどのような点に意識してたんぱく質をとればよいでしょうか?

まず、たんぱく質をとるタイミングですが、一般的には「運動したあとがベスト」と考えられます[23]。

とくにスポーツジムに通う若い人の間では、筋トレ後の30分間は「ゴールデンタイム」といわれ、トレーニング後にプロテインを飲むことが常識となっています。

確かに、筋肉がつくられやすい若い人にとっては、「ゴールデンタイム」の有効活用は大切です。

ただ、高齢者の場合にもそれが当てはまるかというと少し疑問があります。というのも、高齢者の場合はたんぱく質を体内で消化し、アミノ酸に分解して筋肉をつくるまでに若いころよりも時間がかかるからです[24]。

したがって、**高齢者の場合は「いつたんぱく質をとったらよいか」はあまり気にする必要はありません**。そのかわり、気にしたほうがよいのは**「3食しっかり食事をとる」**ことです。

1日に同じ90グラムのたんぱく質をとっている人でも、**朝昼夕と均等に30グラムずつたんぱく質をとっている人と、朝昼夕の摂取量にバラツキがある人とでは、明らかに前者のほうが筋肉がつくられやすい**のです[25]。

一般に、朝食より昼食、昼食より夕食のほうが食事の量（＝たんぱく摂取量）が増える傾向にあります（もちろんそうならない場合もあります[26]）。

その場合、朝食の量を増やすことで、なるべく**朝・昼・夕の食事の量を均等にする**ことが、食事において心がけるべきポイントです。

規則正しい生活リズムで健康の土台づくり

ここまで運動と食事についてお話ししてきましたが、それらの土台となるのが「生活習慣」です。生活習慣が安定することではじめて、「健康」をコツコツと積み重ねることができます。

その生活習慣の基本となるのは、規則正しい**「生活リズム」**です。

一般的に高齢者は、起床時間や食事の時間が決まった規則正しい生活をしている印象がありますが、生活リズムが一定でない人も少なくありません。

とりわけ不規則になりやすいのが、ひとり暮らしの高齢者です。**ひとり暮らしは家族に気をつかわないといけない環境ではないので、生活リズムが崩れやすい**のです。

じつは、これまでのさまざまな研究でも、ひとり暮らしの人は病気や要介護状態になりやすい傾向が共通してみられています。(27)

なぜ、ひとり暮らしになったら、身体の調子が悪くなりやすいのか？

私も、その原因が最初はよくわからなかったのですが、いろいろ調べているうちに、「生活リズム」が原因のひとつであることがわかりました。

ひとり暮らしの人には、朝の起床時刻や夜の就寝時刻がバラバラな傾向がみられ、それが、生活習慣の乱れを引き起こし、病気や要介護状態となるリスクを高めていたのです。

なぜ、生活リズムが不規則になると、病気や要介護状態になりやすいのでしょうか？

まず、起床時刻と就寝時刻がバラバラになると、睡眠時間も短くなりがちになります。睡眠時間が短いと、翌日の日中に眠くなります。

日中に部屋にこもっていると、いつでも寝られる環境にあるため、昼寝してしまいます。10分程度の仮眠ならよいのですが、昼に2時間以上、多い人では3時間以上寝てしまう方もいます。そして、夜ますます眠れなくなります。

睡眠が不規則になると、食事の時間にもしわ寄せがいきます。

朝・昼・夕の食事時間がバラバラになり、たとえば朝10時に朝食をとると、昼食も後ろ倒しになって15時くらいになります。すると、夕食の時間になってもお腹が空かなくなります。こうして、だんだん食事の回数が減っていきます。

食事の回数が減ると、当然ながら必要な栄養素をとることが十分にできなくなります。

たんぱく質も不足しがちになり、だんだんと筋肉量が落ち、身体の機能が落ちていくのです。

さらに、生活リズムが不規則になると外に出るのもおっくうになります。

そうなると、社会参加の機会もなかなかつくれず、ますます家にひきこもる状態になって活動量が減少し、筋肉量も少なくなっていくのです。

生活リズムが勝手に整う「ワンポイントの習慣化」

では、その不規則な生活リズムを整えるには、どうすればよいでしょうか？

「よし、明日から必ず朝6時に起きよう！」

多くの人は、はじめに朝起きる時間を決めようと考えます。そして、その起床時間をもとに朝食をとる時間、散歩に行く時間……と、朝から順番にスケジュールを決めていきます。

でも、生活のリズムがまだ安定していないのに、「朝６時に起きる」と決めてしまうとどうなるでしょうか。

「ちょっとねぼうして今日は7時に起きちゃった」となったら、そこから朝食、散歩、昼食……とその後のスケジュールにどんどんしわ寄せがいって、結果、１日のスケジュールが崩れてしまいます。

だから、朝の起床時間から変えようとするのは、私はあまりおすすめしません。

そもそも、昨日まで生活リズムが乱れていた人が、今日から完璧に生活リズムを整えられるかというのはムリな話。ムリなものは長続きしません。

私がおすすめするのは、**１日の中で「ワンポイント」だけ時間をそろえる**ことです。

そしてとくに効果的なのが、「昼食」の時間をそろえることです。自分でお昼ごはんを食べやすい時間を、たとえば12時と決めたら、もう何がなんでも12時に昼食をとる。これだけ、決めてください。

１日のスケジュールを組み立てるのではなく、１日の真ん中にある昼食にだけ「軸」を決めておく。

そうすると、その「軸」から午前・午後のスケジュールが勝手に埋まり出していきます。

そして、1日の生活リズムがだんだんといいバランスになっていくのです。

「続けられないことはやらない」。これは私にとって座右の銘のようなものです。

だから、生活リズムの改善もはじめから完璧を求めようとせず、どこかワンポイントに絞って習慣化することからはじめてみましょう。

たった1枚の「メモ」で生活にメリハリが出る

そのようにして、1日の生活リズムがある程度整ってきたら、余裕があればその次にぜひ取り組んでほしいことがあります。

それは、**「1日の計画と振り返り」**です。

まず「計画」とは、朝起きたときに「今日は何をしようかな」と計画を立てることです。

計画、といっても、時間単位の細かい計画ではありません。イメージとしては次のようなものです。

・午前中にスーパーに行って、ついでにクリーニング屋さんにも寄る
・お昼ごはんを12時に食べて、午後からは借りてきた本を読む
・その後部屋の掃除をして、終わったら軽く散歩に出かける

このように、箇条書き、キーワードだけでかまわないので、ぼんやりと朝、お昼に何をするか、を書き留めておくのです。

「いや、わざわざ書かなくても、朝起きた時点でその日にやることはだいたい頭の中に入っているよ」

そう言う人もいるでしょう。ただ、人の脳というのは都合よくできていて、頭の中にメモを置いておくと、知らないうちに書き換えられてしまいます。やると決めておいたはずの予定が、いつのまにか消されてしまうのです。

「今日はこの用事を済ませよう」と一度決めた予定を、意識づけしておくためにも、頭

の中から現実のメモに移して「見える化」したほうがよいのです。

そして、できることならその書き留めておいた「やることリスト」を、夜寝る前にも振り返ってみましょう。

第3章で「今日は4つのトレーニングをすべて行ったぞ」「今日は7000歩歩いたな」という「運動の見える化」のお話をしました。

その「運動の見える化」と一緒に、「今日はこんなことをやった」「こういうことができた」といった振り返りを行い、メモに残しておくのです。

この振り返りをやってみると、「あれ、今日は予定していたことがぜんぜんできなかったな」といったさまざまな気づきが得られます。

こういった1日の計画と振り返りは、どちらも1~2分あればできることです。

この1~2分を毎日コツコツ積み重ねることで、不規則だった生活リズムが少しずつ改善され、メリハリのある生活につながっていきます。

日常生活に潜む2つのリスク

もうひとつ、日々の生活で心がけていただきたい「生活習慣」があります。それは、身のまわりの「転倒リスク」を取り除くことです。

「転ばないこと」が、身体の機能低下を防ぎ、健康寿命をのばすポイントであると、第1章でお話ししました。

転倒を引き起こす要因は、挙げればキリがないのですが、大きく分けると**「内的リスク」**と**「外的リスク」**の2つに分かれます。[28,29]

「内的リスク」は、その人自身の問題に起因する、筋肉量の減少など身体の不調に由来するリスクです。その内的リスクへの対応の仕方は、ここまでお話ししてきたとおりです。

それに対して「外的リスク」は、本人を取りまく「環境」に起因するリスクのことです。

環境、というと広すぎる表現ですが、日々生活している自宅がもっとも身近な「環境」

にあたります。

転倒を予防するには、この「内的リスク」と「外的リスク」の両面から考える必要があります。

極端に言うと、身体にはまったく何の不調もない元気な方でも、物があちこち散らかっていたりコードが無造作にのびていたりするような部屋で暮らしていると、転んでしまう可能性は高くなります。

その逆もしかりで、きれいに片づけられ、手すりなども取り付けられた部屋で暮らしていても、筋肉量が落ちて身体の不調があれば、転倒の確率は高くなります。

いちばんリラックスできる「リビング」こそ要注意

高齢者の転倒に関して、驚きの実態が内閣府による調査から明らかになりました。「どこで転んでしまったのか」についての調査です。[30]

◎ 自宅内で転倒した場所

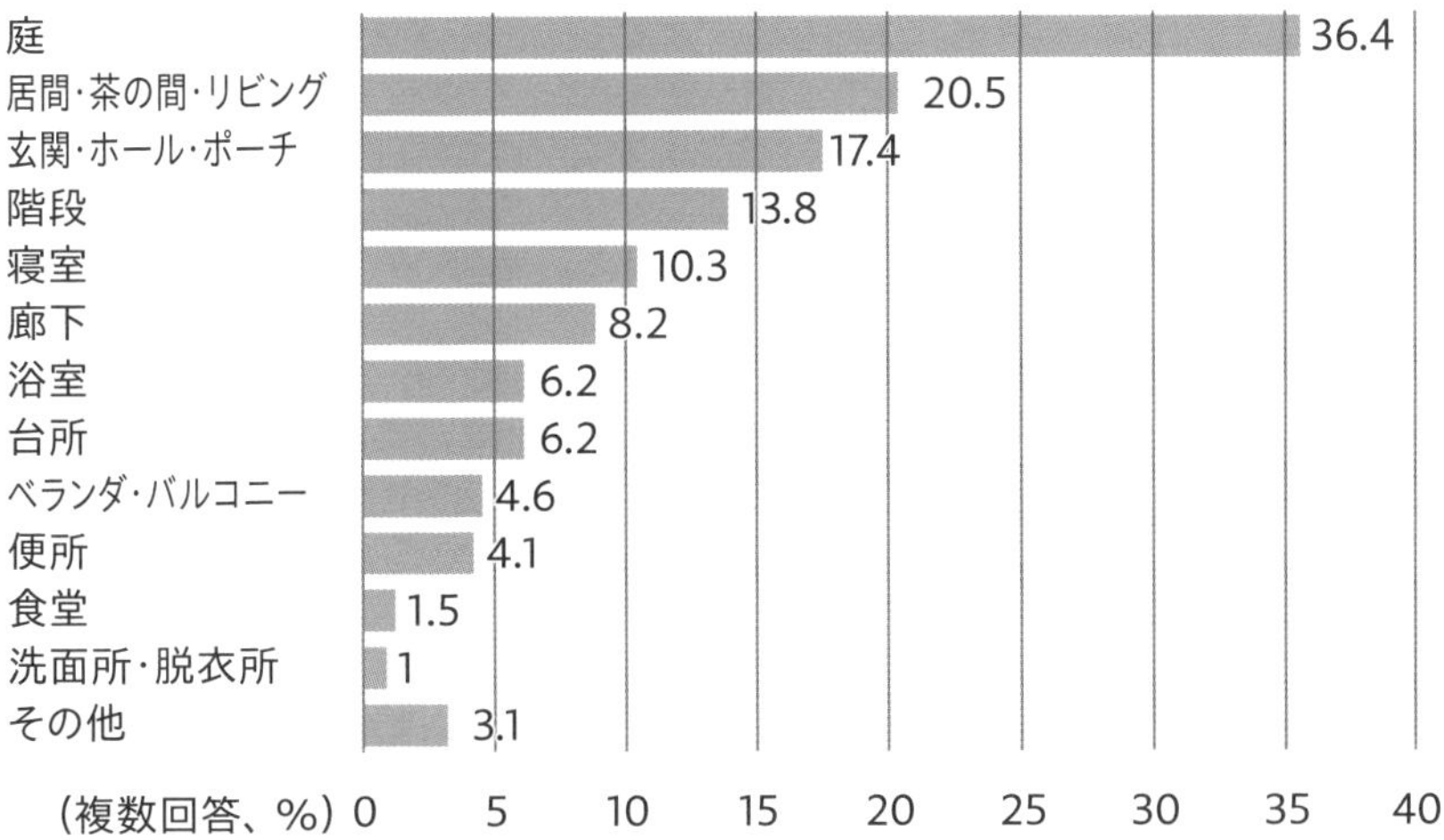

出所：「参考文献リスト」9より著者作成

この調査によると、転倒がいちばん多いのは自宅の「庭」です。

ただ、庭というのは庭木などつまずきやすいものがたくさんあり、しゃがんで草むしりもするので、転倒リスクが高いのはむしろ当たり前かもしれません。なので、ちょっと脇に置いておきましょう。

2番目以降を見てみると、**「居間・茶の間・リビング」(20・5%)**、「玄関・ホール・ポーチ」(17・4%)、「階段」(13・8%)と続きます。

イメージとしては水に濡れやすいトイレやお風呂場などが上位にきそうですが、じつはそれよりも、リビングが屋内ではもっとも転びやすい場所なのです。

なぜ、リビングがもっとも転びやすいのでしょうか？

まずは単純に、日中にリビングで過ごす時間が圧倒的に長いことが理由として考えられます。

もうひとつ、リビングでの転倒が多い理由は、「警戒されにくい」点にあります。トイレやお風呂場、階段などは「転びやすい場所」と誰もが認識しているので、手すりをつけるなど、転ばないような工夫をしていることが多い場所でもあります。一方、リビングにそこまで注意をはらっている人はそれほど多くありません。

でも、**リビングでは転倒につながりやすい行動が1日のうち何度も行われている**のです。

それが**「方向転換」**です。テレビを見ようと思ったらテレビのほうに方向を換えて座る。ソファから立ち上がって方向を換えてトイレに行く、といったように、無意識のうちに何回も方向を換えながら歩いています。そのような方向転換は、転ぶリスクの高い動作です。

また、**リビングは、じつは多くの「障害物」に囲まれています**。

テレビやちゃぶ台、タンスだけでなく、「あとで片づければいいか」とつい床に置きっぱなしにしてしまった湯飲み、リモコンなどもすべて転倒を引き起こす障害物になります。

新聞や衣類を踏んですべって転ぶ、カーペットの縁につまずく、というケースもあるのです。

日常生活において滞在時間が長く、多くの動作が行われ、さらに障害物も多い。リビングで転ぶ人が多いのもうなずけます。

いくら毎日体操やウォーキングを続けても、彩り豊かな食事をとっても、新聞紙を踏みつけて転んでしまったら元も子もありません。

リビングを片づけておくことが、自身の転倒リスクを下げてくれるのです。

1、2分の片づけが、健康寿命をのばす

でも、リビングが散らかっている人は言うまでもなく、もともと片づけるのが苦手な人

です。その片づけるのが苦手な人は、どうすれば片づけができるでしょうか？

ここでも大事なのは**「完璧を求めすぎない」**こと。毎日続けられる、ちょっとしたことを心がけるだけで十分です。

意識してほしいのは、片づけをする「タイミング」です。

そのタイミングとして私がおすすめするのが**「出かける前」**と**「寝る前」**です。どこかに出かける前に、夜寝る前に、ほんの1、2分でよいので、必ず片づけを習慣にするのです。

共通するポイントは**「転倒のリスクが高まる前に片づけよう！」**です。

まず、買い物に行くにも遊びに行くにも、帰ってきたときには身体も頭も疲れているので、よけいに注意が散漫になって転びやすい状態になっています。だから、出かける前の元気な状態のうちに、リビングの床にある「障害物」を片づけておくのです。

もうひとつ、夜、寝ている間にトイレに行きたくなったときも、つまずいて転ぶリスクが高まります。

とくに、いわゆる日本家屋のような家では、ふすまを開けて、次の部屋を通ってトイレに行く、という間取りもあります。薄暗い中、寝ぼけまなこで部屋を通りすぎるのはただでさえ危険なのに、その床に「障害物」が落ちていると、よけいに危険は高まります。

そこで、安全に移動できる動線を確保する意味で、寝る前に部屋の床にある物を片づけておくのです。

本当のことを言うと、もちろんふだんからきれいに片づけておくのが理想です。ただ、世の中には片づけるのが苦手な人がいるのも理解しています。

けっして「ひんぱんに掃除機をかけてください」「テーブルの上まできれいにしてください」と言うつもりはありません。

それでも、出したものはそのままにせず、もとの場所に戻すことは、最低限の生活習慣として意識してみましょう。たったそれだけのことが、健康寿命をのばすことにつながります。

カルチャー教室、喫茶店……さまざまな社会参加で心身を活性化

最後にお話ししたいのが**「社会参加」**についてです。これは健康寿命をのばすうえで、非常に有効な「習慣」と考えることができます。

ここでの「社会参加」とは、外のさまざまな活動に参加して、人との交流の機会を持つことです。職場、ボランティア活動、町内会・自治会での活動、カルチャー教室など趣味の活動などが挙げられます。

これらの社会参加の場を持つことは、「運動」と密接に関係しています。(31–35)

運動の中には、意識的に取り組むものもあれば、それ以外にもじつは無意識のうちに身体を動かしていた、ということが、日常生活においてけっこうあります。

社会参加と活動量の関係について調査すると、**社会参加活動が多いほど、身体活動量は多くなり、また、座っている時間は短くなる**ことがわかりました。

「運動をしましょう」と言われても、これまで運動になじみのなかった人にとっては、その必要性は理解してもなかなかはじめられない、という気持ちはよくわかります。

そういう人は、社会参加の機会を増やすことが、結果として日々の運動量の増加につながります。

その社会参加にはさまざまな種類があります。最近では自治体が地域の公共施設などで体操教室を開催したり、地域住民が主体的に開催する「通いの場」があります。

しかし、知り合いが誰もいない中でこういう場に足を踏み入れるのはなかなか勇気がいるものです。

反面、行かなければならないことがあらかじめ決まっているほうが、心理的なハードルは下がります。

その最たる例が「職場」でしょう。また、シルバー人材センターや社会福祉協議会などを通じたボランティア活動や、町内会や自治会などの活動も「行かなければならない」社会参加のひとつです。

こういう社会参加の場を持つことで、自然と外出機会が増え、仲間も増えていきます。

ただ、高齢になると仕事やボランティアの機会も減っていきます。そこで、私がおすすめしているのは**「カルチャー教室」**です。

自治体の広報紙や体育館、図書館などの案内を広げてみると、カルチャー教室のお知らせが掲載されています。どれも無料、もしくは有料でもワンコイン程度で、気軽に参加できます。

カルチャー教室のいいところをもうひとつ挙げると、テーマが決まっていることです。たとえば「絵手紙」なら、その「絵手紙」に興味を持った方が集まるので、会場ではじめて会った人でも話しかけやすく、共通の趣味を前提にコミュニケーションをとることができます。

実際、「いざ参加してみたら楽しくて、意外と長続きしています」という高齢者の声はよく聞かれます。


「とくにこれといった趣味はありません」という人もいるでしょう。そういう人におすすめしたいのが「喫茶店」です。喫茶店でなくても、居酒屋でも定食屋でもかまいません。

要は**「行きつけのお店」を持つ**ことです。

同じお店に何日か通い続けるうちに、店員さんや常連さんが「いつもありがとうございます」「どちらにお住まいなんですか？」などと話しかけてくれ、そこからコミュニケーションが生まれます。そしてだんだん楽しくなり、気づいたら毎日通うようになります。これも、立派な社会参加の場です。

このように、思いつくままに挙げるだけでも、じつは社会参加のチャンスは無数にあります。どんな形でもいいので、人と関われる機会が多ければ多いほど自然と活動量が増えていきます。

理想は「いつのまにか健康になっていた」

社会参加の機会が増えると、介護予防や健康寿命をのばすことにつながります。

まず、社会参加が増えることで自然と身体を動かすようになり、家でじっとする時間が減っていきます。

また、交流人数や交流する機会もどんどん増えていきます。交流機会が増えることは、その人の幸福感にもポジティブな影響をもたらします。

そして、交流の機会が増えることで仲間と食事に行く機会が増え、食事の量が増えていきます。これらの効果が、結果として介護予防や健康寿命がのびることにつながるのです。

ここで強調しておきたいのは、社会参加の機会が多い人は意識的に健康になろう、運動の機会を増やそうと思って参加しているわけではない、ということです。

日常生活をエンジョイしようとさまざまな活動に参加していたら、「いつのまにか」健康になっていた、ということなのです。

本書では、運動にしても食事にしても、意識的に取り組む、習慣づけることの大事さについてお話ししてきました。

もちろん、意識的な運動や食事の改善に取り組むことも大事です。意識的に行う活動と、社会参加を通じた無意識に楽しみながら行う活動をうまくミックスすることが、長く健康を保つポイントとなります。

コラム

「すべりにくい靴下」でも転びやすい場所

転倒の多くは「つまずき」「すべり」がきっかけで起こります。「つまずき」は家の中の敷居などのちょっとした段差に引っかかってつまずくことで起こります。

「つまずき」の次に多い転倒原因が「すべり」です。「すべり」というと、多くの人は、路面が雨で濡れていてすべって転ぶような場面をイメージしますが､じつは「すべり」による転倒は「家の中」でもしばしば起こります。意外に多いのが、床にある新聞紙や衣類を踏みつけてすべってしまうケースです。

また、「つまずき」「すべり」に共通し、気をつけなければならないのが、履物の素材と床面の素材の相性です。

ツルツルしすぎて転ぶのはもちろんですが、逆に引っかかりすぎても転倒しやすくなります。

最近では、裏面にゴム製のすべり止めがついた、「すべりにくい靴下」も市販されています。こういったゴム素材は、じゅうたんやカーペットとの相性はとてもいいのですが、フローリングの上では引っかかりすぎてしまい、かえって転びやすくなるので注意が必要です。

また、最近のサンダルには特殊な発泡樹脂でできた軽量のタイプも数多くあります。こういったサンダルは、病院などで採用されていることが多い床面（リノリウムという素材）との相性が悪く、引っかかりやすくなります。履物と床面との相性には注意しましょう。

まずは、本書を手に取っていただきありがとうございました。健康や運動をテーマにする書籍があふれかえっている昨今、あなたに気づいていただけたことをとても嬉しく思います。

最後に、本書をとおして何度もお伝えしてきた「運動を継続すること」についてお話しできればと思います。

誰であっても継続の効果をわかっているはず。それでも、続けることがとても難しいこともまた事実です。

何を隠そう、私も継続することがとても苦手でした。色んなことに手を出しては3日と続かない。シューズやウェアを購入して、逃げられないように自分を追い込んでも、やっぱり続けられない。そんな自分が情けないなと思っていました。

そうした日々を過ごした末、なんとか編み出した作戦が、本書の中でも記載した、

・運動の時間を決める
・あえて定期的に休む

でした。具体的には仕事の関係で遅くなる月曜日を除き、毎晩夕食後に筋トレをすると決めたのです。

気づけばそういった生活が定着し、運動を継続することができています。

本書でご紹介した体操は、続けることで真価を発揮します。1回の時間は少なくてもかまいません。わずかな時間であっても継続することができれば、その効果はきっとあなたの身体に表れてきます。

本書を執筆するうえで、さまざまな方に助けていただきました。とくに、編集を担当いただいた東洋経済新報社の近藤氏には、何度も研究室まで足を運んでいただき、小さなアイデアを1冊の書籍にまで導いてくださいました。蝉の声を聴きながらアイデアを出し合い、雪の日に内容を検討したりと、伴走いただいた1年間はかけがえのない時間となりました。校了を迎えるまで、何度もわがままな修正に付き合っていただき、心から感謝しております。

そしてここまで読んでくださったあなた。本当にありがとうございました。

本書が、いつまでもいきいきと人生を謳歌するための助けになれば幸いです。

29. Tricco AC, et al. Comparisons of Interventions for Preventing Falls in Older Adults: A Systematic Review and Meta-analysis. JAMA. 2017 Nov 7; 318 (17): 1687–1699.

30. 平成22年度高齢者の住宅と生活環境に関する意識調査結果　内閣府

31. Kubota A, et al. Associations of Local Social Engagement and Environmental Attributes With Walking and Sitting Among Japanese Older Adults. J Aging Phys Act. 2020 Apr 24; 28 (2): 187–193.

32. Yamada M, Arai H. Changes in physical and social activities among community-dwelling Japanese older adults during three years of the COVID-19 pandemic. Geriatr Gerontol Int. 2023 Jul 23.

33. Spiteri K, et al. Barriers and Motivators of Physical Activity Participation in Middle-aged and Older-adults - A Systematic Review. J Aging Phys Act. 2019 Sep 1; 27 (4): 929–944.

34. Gallagher NA, et al. Neighborhood factors relevant for walking in older, urban, African American adults. J Aging Phys Act. 2010 Jan; 18 (1): 99–115.

35. Guell C, et al. Towards co-designing active ageing strategies: A qualitative study to develop a meaningful physical activity typology for later life. Health Expect. 2018 Oct; 21 (5): 919–926.

19. Dideriksen K, et al. Influence of amino acids, dietary protein, and physical activity on muscle mass development in humans. Nutrients. 2013 Mar 13; 5 (3): 852−76.

20. Shen Y, et al. Exercise for sarcopenia in older people: A systematic review and network meta-analysis. J Cachexia Sarcopenia Muscle. 2023 Jun; 14 (3): 1199−1211.

21. 山田実著. イチからわかる! フレイル・介護予防 Q&A. 医歯薬出版 2021.

22. 日本食品標準成分表（八訂）増補 2023 年　文部科学省

23. Kumar V, et al. Age-related differences in the dose-response relationship of muscle protein synthesis to resistance exercise in young and old men. J Physiol. 2009 Jan 15; 587 (1): 211−7.

24. Milan AM, et al. Older Adults Have Delayed Amino Acid Absorption after a High Protein Mixed Breakfast Meal. J Nutr Health Aging. 2015 Oct; 19 (8): 839−45.

25. Mamerow MM, et al. Dietary protein distribution positively influences 24-h muscle protein synthesis in healthy adults. J Nutr. 2014 Jun; 144 (6): 876−80.

26. Paddon-Jones D, et al. Protein and healthy aging. Am J Clin Nutr. 2015 Apr 29. pii: ajcn084061.

27. Shams Ghahfarokhi M. Rising living alone among the elderly in Iran: prevalence and associated factors. BMC Geriatr. 2022 Jul 26; 22 (1): 622.

28. Lord SR, et al. Home environment risk factors for falls in older people and the efficacy of home modifications. Age Ageing. 2006 Sep; 35 Suppl 2: ii55-ii59.

11. Breen L, Phillips SM. Skeletal muscle protein metabolism in the elderly: Interventions to counteract the 'anabolic resistance' of ageing. Nutr Metab (Lond). 2011 Oct 5; 8: 68.

12. Van Roie E, et al. Strength training at high versus low external resistance in older adults: effects on muscle volume, muscle strength, and force-velocity characteristics. Exp Gerontol. 2013 Nov; 48 (11): 1351−61.

13. Agergaard J, et al. Light-load resistance exercise increases muscle protein synthesis and hypertrophy signaling in elderly men. Am J Physiol Endocrinol Metab. 2017 Apr 1; 312 (4): E326-E338. doi: 10.1152/ajpendo.00164.2016.

14. Zech A, et al. Residual effects of muscle strength and muscle power training and detraining on physical function in community-dwelling prefrail older adults: a randomized controlled trial. BMC Geriatr. 2012 Nov 7; 12: 68.

15. Yasuda T et al. Effects of detraining after blood flow-restricted low-intensity training on muscle size and strength in older adults. Aging Clin Exp Res. 2014 Oct; 26 (5): 561−4.

16. Taaffe etal. Alternations in muscle attenuation following detraining and retraining in resistance-trained older adults. Gerontology. 2009; 55 (2): 217−23.

17. Kimura T, et al. Japanese radio calisthenics prevents the reduction of skeletal muscle mass volume in people with type 2 diabetes. BMJ Open Diabetes Res Care. 2020 Feb; 8 (1): e001027.

18. Osuka Y, et al. Adherence, safety and potential effectiveness of a home-based Radio-Taiso exercise program in older adults with frailty: A pilot randomized controlled trial. Geriatr Gerontol Int. 2022 Nov 25.

参考文献リスト

1. Dodds, RM, et al. Grip strength across the life course: normative data from twelve British studies. PloS One. 2014 Dec 4; 9 (12) e113637.

2. 平成28年国民生活基礎調査　厚生労働省

3. MacKay S, et al. Fear of Falling in Older Adults: A Scoping Review of Recent Literature. Can Geriatr J. 2021 Dec 1; 24 (4): 379–394.

4. Scheffer AC, et al. Fear of falling: measurement strategy, prevalence, risk factors and consequences among older persons. Age Ageing. 2008 Jan; 37 (1): 19–24.

5. Ramsey KA, et al. Associations of objectively measured physical activity and sedentary behaviour with fall-related outcomes in older adults: A systematic review. Ann Phys Rehabil Med. 2022 Mar; 65 (2): 101571.

6. Phelan EA, Ritchey K. Fall Prevention in Community-Dwelling Older Adults. Ann Intern Med. 2018 Dec 4; 169 (11): ITC81-ITC96

7. Kelsey JL, et al. Heterogeneity of falls among older adults: implications for public health prevention. Am J Public Health. 2012 Nov; 102 (11): 2149–56.

8. Tran T, et al. Association of Multimorbidity and Excess Mortality After Fractures Among Danish Adults. JAMA Netw Open. 2022 Oct 3; 5 (10): e2235856.

9. Rosenberg I. Summary comments: epidemiological and methodological problems in determining nutritional status of older persons. Am J Clin Nutr. 1989; 50: 1231–3.

10. Dickinson JM, et al. Exercise and nutrition to target protein synthesis impairments in aging skeletal muscle. Exerc Sport Sci Rev. 2013 Oct; 41 (4): 216–23.

【著者紹介】
山田　実（やまだ　みのる）
筑波大学人間系教授。日本予防理学療法学会理事長、日本老年療法学会副理事長、日本サルコペニア・フレイル学会理事、日本転倒予防学会理事、日本老年医学会代議員など。専門は老年学。特に転倒予防、介護予防、サルコペニア、フレイルの研究に従事している。
著書に『イチからわかる！サルコペニアQ&A』『イチからわかる！フレイル・介護予防Q&A』（共に医歯薬出版）、『フレイル対策実践ガイド』（新興医学出版社）などがある。

転ばない足腰
老年学の専門家が教える
100歳になっても自分でしっかり歩ける身体をつくる「21の体操」と「習慣化の秘訣」

2024年9月10日発行

著　者――山田　実
発行者――田北浩章
発行所――東洋経済新報社
〒103-8345　東京都中央区日本橋本石町1-2-1
電話＝東洋経済コールセンター　03(6386)1040
https://toyokeizai.net/

ブックデザイン……鈴木大輔・江﨑輝海（ソウルデザイン）
D T P……………アイランドコレクション
印刷・製本………丸井工文社
カバー写真………尾形文繁
写　真……………清水通広
撮影協力…………鈴木維都香・山口健太（NODE）
モデル……………入野佳子（ERIOFFICE）
ヘアメイク…………竹岡奈美
編集協力…………堀尾大悟
編集担当…………近藤彩斗
　ISBN 978-4-492-04774-3